Knaur

Hans Scherz

7-Tage-Fastenplaner

- Der praktische Ratgeber zum Abnehmen und Entschlacken
- Sich wohl fühlen: Neue Kraft für Körper und Seele
- **Extra:** Jeder Tag im Überblick und Tipps für die Aufbautage

GESUNDE ERNÄHRUNG

1

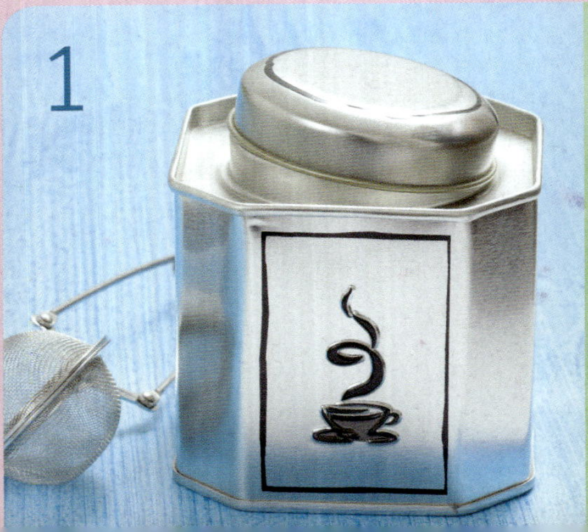

2

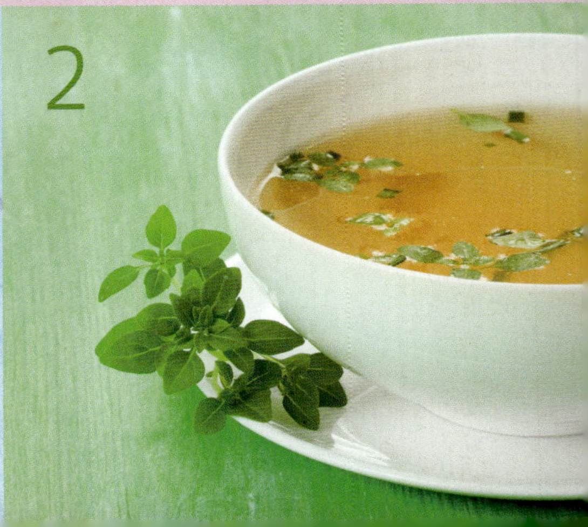

Kapitel 3

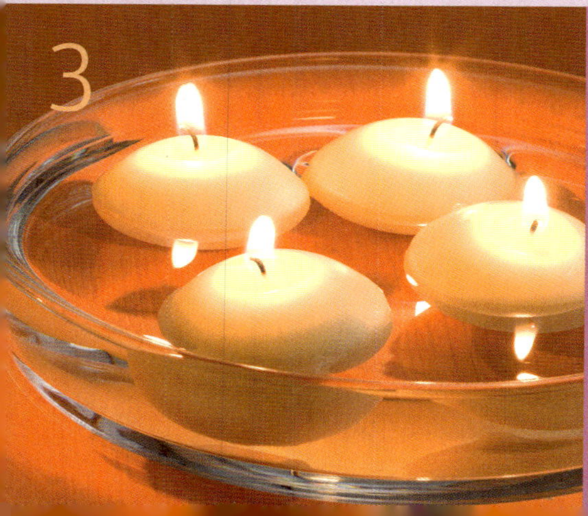

Wichtiger Hinweis

Die wichtigste Voraussetzung für ein selbständiges Fasten nach diesem Buch ist, dass Sie gesund sind. Wenn Sie Medikamente einnehmen oder Beschwerden haben, deren Ursache Sie nicht kennen, müssen Sie vorher Ihren Arzt befragen! Sollten Sie an Gicht, Bluthochdruck, Diabetes, Hyperlipidämie oder einer anderen Stoffwechselkrankheit leiden, ist klinisches Heilfasten zu empfehlen.

Vorwort

Fasten ist die einfachste und wirkungsvollste Methode, um abzunehmen – in kurzer Zeit und ohne jenes quälende Hungergefühl, das Diäten oft begleitet. Zugleich wird der Körper entgiftet und von Schlacken befreit, Magen und Darm werden saniert, die Abwehrkräfte gestärkt. Fasten ist ein ganzheitliches Geschehen, das Körper, Geist und Seele gleichermaßen erfasst: Sie kommen zur Ruhe, finden wieder zu sich selbst, gewinnen an geistiger Klarheit und fühlen sich danach »wie neugeboren«. Einzige Voraussetzung ist, dass Sie gesund sind und bereit, für eine Zeit lang auf Gewohntes zu verzichten.

Die populärste Art und Weise zu fasten ist das »Fasten für Gesunde nach Dr. med. Lützner«. Allein in Deutschland haben seit 1986 über 10 Millionen Menschen nach diesem Leitfaden gefastet und dabei die Erfahrung gemacht, dass man mit Fasten falsche Lebensgewohnheiten dauerhaft verändern kann. Wie Sie selbst erfolgreich fasten können, zeigt Ihnen dieser Ratgeber. Sie werden von einem erfahrenen Fastenleiter und Lützner-Schüler der ersten Stunde sicher durch die Fastentage geleitet – auch dann, wenn Sie noch nie gefastet haben.

Im ersten Kapitel lernen Sie die Fastenregeln kennen. Sie erfahren, wie Leben ohne feste Nahrung und ohne Hungergefühl überhaupt möglich ist, wie und wo Sie am besten fasten und vor allem, was Sie durch das Fasten gewinnen können. Und last but not least erhalten Sie viele hilfreiche Tipps, falls Sie doch mal einen Durchhänger haben sollten.

Das **zweite Kapitel** macht Sie mit allem vertraut, was Sie für die Fastenwoche brauchen, und zeigt Ihnen, was Sie tun müssen, damit die sieben Tage harmonisch verlaufen. Dazu gehören detaillierte Pläne für jeden Tag, Rezepte für die Fasten- und Aufbautage sowie exakte Anleitungen zur Darmreinigung. Sie erfahren, wie man nach den Fastentagen die Umstellung von Fasten auf Essen richtig gestaltet und wie durch vollwertige Nahrung stufenweise die Verdauung wieder in Gang kommt. Fasten kann Ihr Leben positiv verändern, wenn Sie es als Chance nutzen, falsche Ernährungs- und Lebensgewohnheiten durch richtige zu ersetzen.

Im **dritten Kapitel** des Buches erfahren Sie, wie Sie durch eine gesundheitsbewusste Lebensweise, d.h. durch eine vollwertige Ernährung, viel Bewegung und konzentrative Entspannung, Ihr Gewicht dauerhaft reduzieren und eine bessere Lebensqualität erreichen können – mit neuer Energie und Lebensfreude, mehr Gesundheit und Wohlbefinden.

Nutzen auch Sie die Chance zu einem Neuanfang durch Fasten!

Eine angenehme und erfolgreiche Fastenwoche wünscht Ihnen

Ihr Hans Scherz

1 Fasten – Was Sie vorher wissen sollten

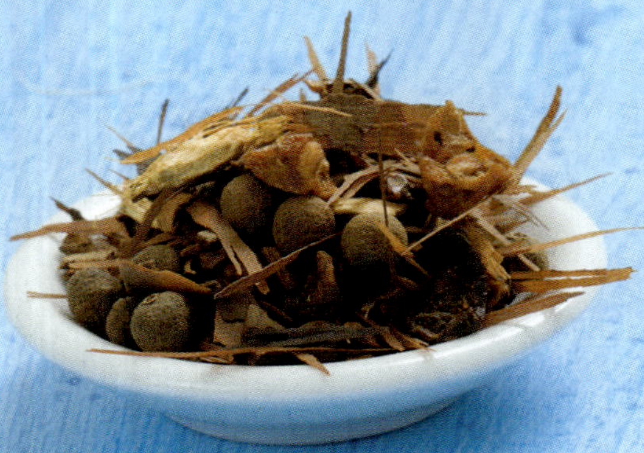

Fasten Sie zum ersten Mal? Dann lesen Sie die folgenden Seiten aufmerksam durch. Als Fasten-Einsteiger sollten Sie gut informiert und mit der richtigen Einstellung ins Fasten gehen – und vor allem sollten Sie gesund sein. Dieser Abschnitt des Buches klärt Sie auf, was Fasten wirklich

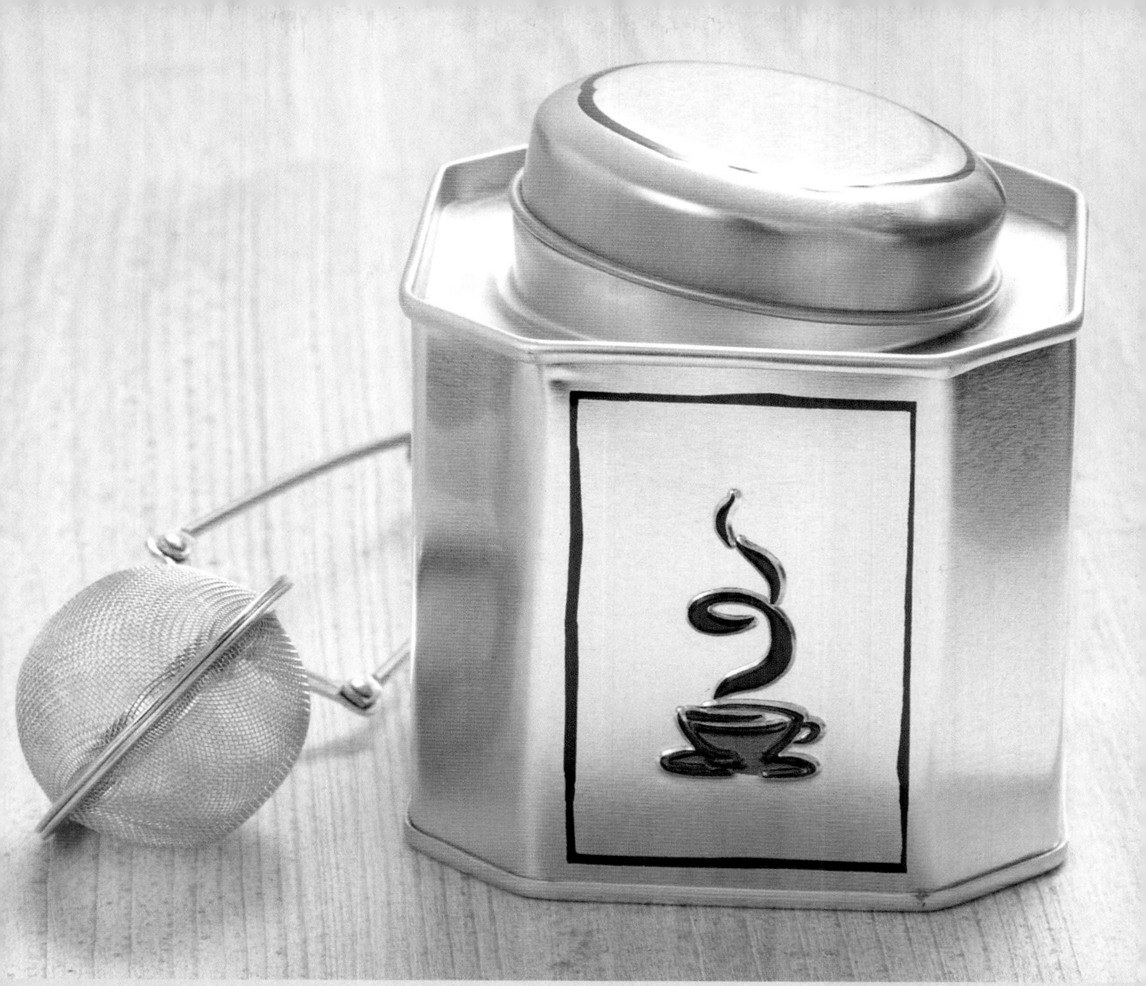

ist und wodurch Leben ohne feste Nahrung überhaupt möglich wird. Sie erfahren, wie gewinnbringend das Fasten für unseren Körper und unsere Psyche ist und was für eine einmalige Chance uns die Tage der Enthaltsamkeit bieten, unser Leben positiv zu verändern.

Fasten ist nicht hungern

Seien Sie unbesorgt: Fasten bedeutet nicht schmerzhafter Verzicht, es bringt Ihnen vielmehr neue Lebensenergie, innere Zufriedenheit und Wohlbefinden. Die fünf goldenen Fastenregeln, zahlreiche Anregungen und Tipps für Erstfaster helfen Ihnen dabei als Orientierung und führen Sie sicher durch die Fastenwoche bei bester Leistungsfähigkeit und ohne Hungergefühle!

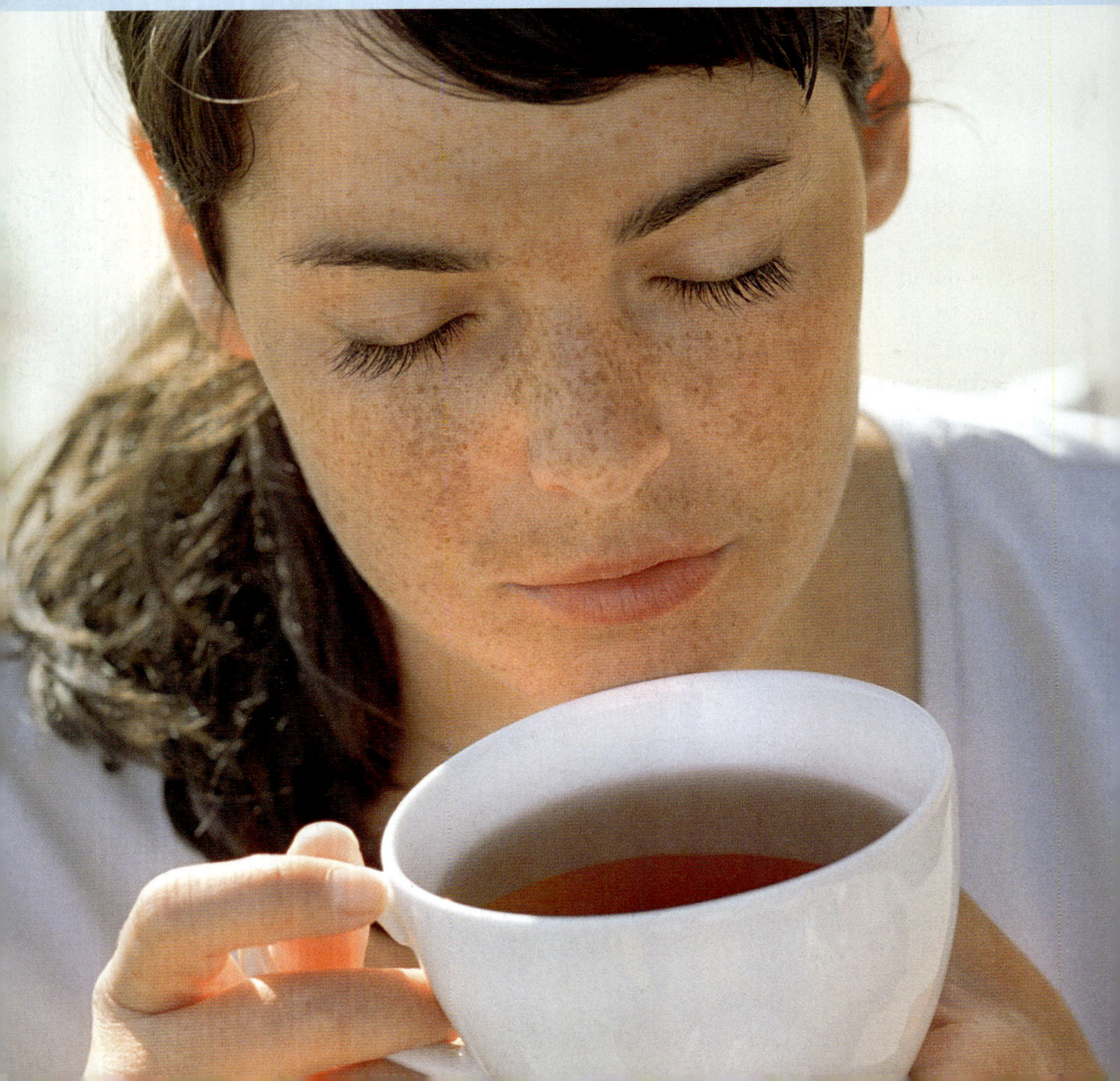

Keine Angst vorm Fasten!

Wer mit falschen Vorstellungen oder mit Vorurteilen belastet zu fasten beginnt, kann bei der Umstellung von Essen auf Fasten Probleme bekommen. War es Ihre eigene Idee zu fasten oder hat man Sie dazu überredet? Es ist wichtig, dass Sie die Entscheidung zum Fasten freiwillig treffen. Nur so bewertet das Steuerzentrum unseres Gehirns die Situation als »nicht bedrohlich« und produziert keine Stresshormone. Wenn dennoch Ängste vor dem Fasten da sind, dann lesen Sie erst einmal dieses Buch, suchen Sie das Gespräch mit einem Fastenleiter oder jemandem, der selbst schon einmal gefastet hat.

Fasten ist die einfachste Sache der Welt – eine naturgegebene Form menschlichen Lebens, selbst gewählt für eine bestimmte Zeit. Dennoch gibt es Menschen, die vor einer »Hungerkur« warnen: Verwandte, Freunde, Berufskollegen und – leider immer noch – auch Ärzte. Fragt man nach, dann erfährt man, dass diese Menschen nur wenig über das Fasten wissen und selbst noch nie gefastet haben. Lassen Sie sich nicht verunsichern. Denn die Erfahrung zeigt: Nur wer selbst gefastet hat, weiß, was Fasten wirklich ist.

Der Leitsatz für den Fastenanfänger

Fasten ist der freiwillige Verzicht auf Nahrung für eine begrenzte Zeit.

Wie sich unser Organismus umstellt

Man kann es auch so sehen: Wer Hunger hat, fastet nicht wirklich. Solange wir essen und der Körper Nachschub erwartet, fließen die Verdauungssäfte, reagiert unser Organismus bei Mangel mit Hunger. Erst nach dem Einstieg ins Fasten und der Umstellung auf »Ernährung von innen« verändert sich das Stoffwechselgeschehen: Gespeichertes Körperfett und etwas Eiweiß werden abgebaut und in Energie umgewandelt, die Produktion von Magensäure, Gallensäure und anderen Verdauungssäften wird reduziert und dann gänzlich eingestellt. Das Hungergefühl erlischt.

Als Fastenneuling sollten Sie daher wissen: Solange sich noch Nahrungsreste in Magen und Darm befinden, kann sich die Umstellung verzögern. Wir helfen nach, indem wir mittels Glaubersalz oder Einlauf für eine gründliche Darmentleerung sorgen (mehr darüber auf Seite 58).

Wie und wo möchten Sie fasten?

Sie haben sich zum Fasten entschlossen. Es ist das erste Mal und Sie möchten wissen: Wie mach ich's? Faste ich allein mit Hilfe des Buches zu Hause, buche ich eine Ferien-Fastenwoche in einer ruhigen Umgebung oder schließe ich mich vielleicht einer Fastengruppe vor Ort an?

Ideal für Erstfaster: Die Ferien-Fastenwoche

Wenn Sie Erstfaster sind und sich einige Tage Zeit nehmen können, ist die **Ferien-Fastenwoche** optimal für Sie. Sie leben in einer landschaftlich schönen Gegend, wohnen in einem ruhigen Haus, in dem Sie sich wohlfühlen, und fasten unter Anleitung eines kompetenten Fastenleiters in einer Gruppe. Gemeinsam mit den anderen wandern Sie, treiben Sport, besuchen Seminare über gesunde Lebensführung. Am Abend werden die Erlebnisse des Tages in einer gemeinsamen »Fastenrunde« besprochen.

Im Anhang auf Seite 120 finden Sie Adressen, über die Sie erfahren, wo und wann Fastenkurse stattfinden.

Ambulantes Fasten: Anleitung zu Hause

Falls Sie keine Auszeit für eine Fastenwoche nehmen können, gibt es andere Möglichkeiten für Sie: Fastenkurse am Wohnort, ebenfalls unter Führung von diplomierten Fastenleitern, bezeichnet man als ambulantes Fasten. Nach einem Einführungs- und Informationsabend trifft sich die Gruppe in der Regel jeden zweiten Tag zu einem Fastengespräch mit Erfahrungsaustausch. Vor Beendigung der Fastenwoche erfahren Sie auch, wie man die Aufbautage richtig gestaltet und die Verdauungsorgane langsam wieder auf feste Nahrung umstellt.

Selbständiges Fasten

Die mit Abstand am häufigsten praktizierte Form des Dr.-Lützner-Fastens ist das selbständige Fasten. Man schätzt, dass in den letzten 30 Jahren in Deutschland über 10 Millionen Menschen allein oder mit Partner(in) gefastet haben. Viele von ihnen fasten seither regelmäßig einmal im Jahr – problemlos und mit großem Gewinn für ihre Gesundheit. Selbständig fasten mit Hilfe dieses

Buches können Sie zu Hause oder an einem Ferienort. Wollen Sie allein fasten oder gemeinsam mit Partner(in) oder Freunden? Prüfen Sie, was für Sie am besten ist. Wer sich überlegt, in den eigenen vier Wänden zu fasten, sollte sich darüber im Klaren sein, dass man sich in der vertrauten Umgebung zwar am wohlsten fühlt, hier aber eingefahrene Gewohnheiten lauern, die beim Fasten zu Versuchungen werden können.

Fasten im Berufsalltag?

Machbar, aber für Erstfaster nicht uneingeschränkt zu empfehlen, ist das selbständige Fasten während der Arbeit. Der Berufsalltag verträgt sich nicht gut mit dem ganzheitlichen Wesen des Fastens, das Loslassen und Stille verlangt, während die tägliche Arbeit im Beruf meist mit Anspannung, Lärm und Stress verbunden ist. Fasten im Berufsalltag ist geeignet für Menschen, die nicht nur gesund, sondern auch belastbar sind oder die bereits erste Fastenerfahrungen gesammelt haben.

Wichtig für Erstfaster

Auf keinen Fall während der Arbeit fasten dürfen Sie, wenn Sie für andere Verantwortung tragen: Dies gilt beispielsweise für Lenker öffentlicher Verkehrsmittel wie Busfahrer, Piloten, Taxifahrer, aber auch für Ärzte und Menschen, die in ihrem Beruf mit schweren Maschinen umgehen.

Damit können Sie sich das Fasten im beruflichen Alltag erleichtern:

- Kochen Sie am Abend die Fastensuppe (siehe Seite 52). Wärmen Sie diese morgens auf und füllen Sie sie in eine Thermoskanne.
- Alternative: Trinken Sie mittags mit Wasser verdünnten Saft und essen Sie abends zu Hause die Gemüse- oder Hafersuppe.
- Nehmen Sie eine Decke und Kissen zur Arbeit mit, suchen Sie mittags einen ruhigen Platz auf und legen Sie sich eine halbe Stunde hin.
- Legen Sie jede Stunde eine kleine Teepause ein – das hilft Ihnen bei hektischem Alltag und hält Sie in der Konzentration.
- Platzieren Sie eine Literflasche mit Wasser sowie ein Glas dazu in Sichtweite. So werden Sie immer wieder an das ausreichende Trinken erinnert.
- Gehen Sie, wenn möglich, vormittags und nachmittags eine halbe Stunde an der frischen Luft spazieren. Das weckt neue Energien!
- Benutzen Sie während des Fastens im Beruf möglichst nicht das Auto, sondern öffentliche Verkehrsmittel.

Erleichtert wird das Fasten im Berufsalltag, wenn Sie das Wochenende für den Einstieg nutzen: Donnerstag Entlastungstag, Freitagnachmittag oder -abend Glaubertrank, Samstag und Sonntag erster und zweiter Fastentag. Am Montag, wenn Sie dann wieder zur Arbeit gehen, sind Sie bereits stabilisiert und in der Lage, den anstrengenden Berufsalltag mit seinen Stresssituationen besser zu verkraften.

Was Sie für eine Fastenwoche brauchen – ob zu Hause, im Beruf oder am Ferienort – erfahren Sie auf Seite 47. Für all jene, die nicht mehr ganz gesund oder bereits chronisch krank sind, empfiehlt sich ein klinisches Heilfasten

Wichtig für Erstfaster

Falls Sie planen, im Berufsalltag zu fasten, sollten Sie folgende Tipps beachten:

- Wenn Sie den ganzen Tag am Schreibtisch sitzen: Stehen Sie zwischendurch immer wieder auf und gehen Sie ein paar Schritte oder strecken und dehnen Sie sich ausgiebig. So kommt Ihr Kreislauf, der während des Fastens öfter mal etwas instabil sein kann, wieder in Schwung – und damit auch Ihre Gedanken!
- Lassen Sie während der Fastentage Ihr Auto einfach mal in der Garage stehen und steigen Sie auf öffentliche Verkehrsmittel um, denn durch das Fasten kann es sein, dass Ihr Konzentrations- und Reaktionsvermögen etwas herabgesetzt ist. Vor allem Nacht- und Dämmerungsfahrten sowie Autobahnfahrten sollten Sie eher meiden.
- Die Sehschärfe lässt während des Fastens etwas nach, was bei der Computerarbeit bisweilen störend sein kann. Schließen Sie immer wieder für ein paar Sekunden die Augen, um Ihren Augen eine Ruhepause zu gönnen.
- Versuchen Sie gelassen zu bleiben und atmen Sie tief durch, wenn es bei der Arbeit mal stressig wird! Fastende sind empfindsamer und dadurch wehrloser gegen Mobbing von Seiten der Kollegen – versuchen Sie sich davor zu schützen.

(Adressen für Fastenkliniken siehe Seite 118) oder eine F. X. Mayr-Kur. Bei diesen Fastenmöglichkeiten wird unter ärztlicher Aufsicht gefastet bzw. fasten Sie jeweils mit Betreuung durch geschulte Therapeuten (Adressen finden Sie auf Seite 120).

Fastenzeit

Wir alle kennen die traditionelle Fastenzeit im Kirchenjahr. Sie beginnt mit dem Ende des Faschings und endet am Samstag vor Ostern. Auch wenn heute in diesen Wochen nicht mehr wirklich gefastet wird, ist es für viele eine Zeit der inneren Einkehr und des Verzichts. Vor allem in der Osterwoche, wenn Fisch statt Fleisch auf den Tisch kommt.
Wann es für Sie Zeit fürs Fasten ist, bestimmen Sie selbst. Ist Ihr Bedürfnis nach Entlastung und innerer Einkehr gerade jetzt sehr stark, dann sollten Sie kurzentschlossen mit dem Fasten beginnen. Und zwar selbst dann, wenn wichtige Termine dagegen sprechen. Gibt es in Ihrem Leben Wichtigeres als Sie und Ihr körperlich-seelisches Wohlergehen?

Wann ist die ideale Zeit fürs Fasten?

Für ein langfristig geplantes Fasten haben sich im Jahreslauf zwei Schwerpunkte für Fastenferien herausgebildet: Die Zeit vom späten Frühjahr zum Sommer und die Monate Oktober/November.
Im Mai und Juni ist die Zeit des Blühens und Wachsens. Die Sonne wärmt, die Natur ist in Aufbruchstimmung, was sich auf den Fastenden überträgt und seine Lust auf Bewegung im Freien fördert. Andere mögen den Herbst mit seinen leuchtenden Farben und seiner Besinnlichkeit. Es ist die Zeit, in der die Früchte reifen und vielleicht auch die Entscheidung über grundlegende Änderungen im Leben eines Menschen.

> Für sensible Menschen kann auch die Mondphase von Bedeutung sein. Manche Fastenanhänger berichten, dass sie bei abnehmendem Mond leichter fasten und schneller abnehmen.

Ein Winterfasten wäre etwas für stark Übergewichtige, die viel Wärme produzieren und deshalb nicht so leicht frieren. Wer in dieser Jahreszeit fastet, sollte den Winter allerdings mögen und sich von Kälte und Schnee nicht an der Bewegung im Freien abhalten lassen.

Die fünf goldenen Fastenregeln

Sehen Sie Fasten als Chance, in Ordnung zu bringen, was im Stress des Alltags in Unordnung geraten ist. Die fünf goldenen Fastenregeln dienen Ihnen dabei als Orientierung und Richtschnur. Sie haben sich in drei Jahrzehnten »Fasten für Gesunde nach Dr. Lützner« bewährt, geben Ihnen Sicherheit und bewahren Sie vor Fehlern, die Ihr Fastenerlebnis beeinträchtigen könnten.

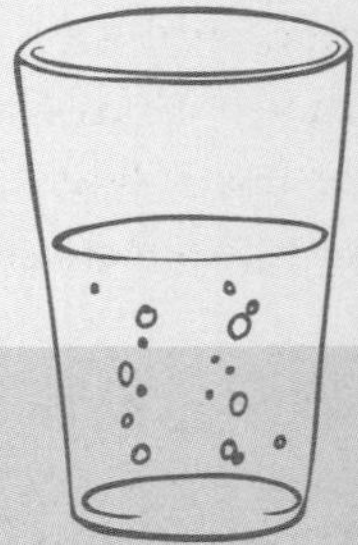

Regel 1 – Nichts essen – viel trinken!
Nehmen Sie keine feste Nahrung, nur Flüssiges zu sich: Zwei bis drei Liter Wasser (je nach Gewicht), dazu Tees, Gemüse- und Obstsäfte, Molke, Gemüsebrühe.

Regel 2 – Weglassen, was nicht lebenswichtig ist
Vermeiden Sie Nikotin, Alkohol, Kaffee und Süßigkeiten, ebenso rezeptfreie Medikamente wie Abführ- und Schlafmittel.

Regel 3 – Ausscheidung fördern
Regel 3 bedeutet: Den Darm reinigen (Einlauf), die Nierentätigkeit anregen (trinken), die Entgiftungsarbeit der Leber unterstützen (Leberwickel). Abatmen über Lunge, Haut und Schleimhäute durch viel Bewegung an frischer Luft.

Regel 4 – Abwechselnd Bewegung und Ruhephasen
Dosiertes Laufen, schnelles Gehen, Wandern, Spazierengehen, Schwimmen, Nordic Walking, gymnastische Übungen wechseln sich ab mit Ruhepausen, in denen Sie entspannen, meditieren, lesen, Musik hören.

Regel 5
Heraus aus den Alltagszwängen, weg von Verpflichtungen. In die Stille gehen, Verzicht üben. Kommen Sie einmal ohne Fernsehen, Radio und Zeitung aus, Sie werden überrascht sein, wie gut Ihnen das tut!

Wer darf nicht fasten?

Fasten ist Menschen zu empfehlen, die sich gesund fühlen und bereit sind, Verantwortung für ihre Gesundheit zu übernehmen.
Wie steht's also mit Ihnen? Möchten Sie Verantwortung für Ihre Gesundheit übernehmen? Wissen Sie, ob Sie wirklich gesund sind? Wenn Sie sich bei dieser Frage nicht sicher sind, dann sollten Sie vor Beginn des Fastens einen Gesundheits-Check machen lassen. Sollte Ihr Arzt etwas feststellen (z. B. einen bisher noch nicht erkannten Bluthochdruck oder Diabetes), bleibt Ihnen immer noch die Möglichkeit, in einer Klinik unter ärztlicher Aufsicht zu fasten (Adressen dazu siehe Seite 120 im Anhang).

Checkliste: Darf ich fasten?

Wer gesund und körperlich fit ist oder im Zweifelsfall vom Hausarzt für »fastentauglich« erklärt wurde, darf selbständig fasten. Auf keinen Fall sollten Sie dies jedoch tun,

- ☐ wenn Sie an einer chronischen Krankheit leiden und regelmäßig Medikamente einnehmen müssen
- ☐ wenn Sie an Gicht oder an einer entzündlichen Gelenkserkrankung leiden
- ☐ wenn Sie depressionskrank sind oder immer wieder zu depressiven Verstimmungen neigen
- ☐ wenn Sie gerade operiert wurden, nach einer Infektionskrankheit noch geschwächt sind oder an allgemeinen Erschöpfungszuständen leiden
- ☐ wenn Sie schwanger sind oder Ihr Kind noch stillen. Durchs Fasten herausgelöste Umweltgifte können in den Kreislauf des Kindes gelangen und dort Schaden verursachen
- ☐ wenn Sie alt und pflegebedürftig sind und Ihre körperlichen und geistigen Fähigkeiten bereits eingeschränkt sind
- ☐ wenn Sie noch nicht volljährig sind und ohne Begleitung durch Eltern, Erzieher oder Fastenleiter(in) fasten möchten
- ☐ wenn Sie untergewichtig sind, an Magersucht oder einer anderen psychogenen Essstörung leiden (z. B. Bulimie)
- ☐ wenn Sie auch nach der Lektüre dieses Buches nicht ohne Bedenken und Ängste ins Fasten gehen könnten.

Fasten hat Tradition

Fasten ist die natürliche Fähigkeit des Menschen, eine Zeit lang ohne Nahrung auszukommen, so lange nämlich, wie die körpereigenen Reserven reichen. Entwickelt hat sie sich wohl in vorgeschichtlicher Zeit, als unsere Vorfahren noch Jäger und Sammler waren. Blieb das Wild aus und gab es weder Früchte noch Kräuter, lebten sie von den körpereigenen Fettdepots, die sie sich in nahrungsreicher Zeit zugelegt hatten – eine Überlebensstrategie, die wir heute noch bei Wildtieren beobachten können. Denken Sie an Bär, Murmeltier oder Igel, die sich im Herbst einen Winterspeck anfuttern, von dem sie dann vier bis fünf Monate zehren. Auch Vögel und Fische leben auf ihren Wanderungen von gespeicherten Fettreserven. Es gibt erstaunliche Leistungen, wie den Non-Stop-Flug kleiner Singvögel über 5000 Kilometer oder den Zug der Lachse aus den Weiten des Ozeans bis ins Quellgebiet großer Flüsse.
Als aus den Jägern und Sammlern schließlich Ackerbauern und Viehzüchter geworden waren, verlor das Fasten seine existentielle Bedeutung im Daseinskampf, die genetisch angelegte Fähigkeit dazu blieb aber bis heute erhalten.

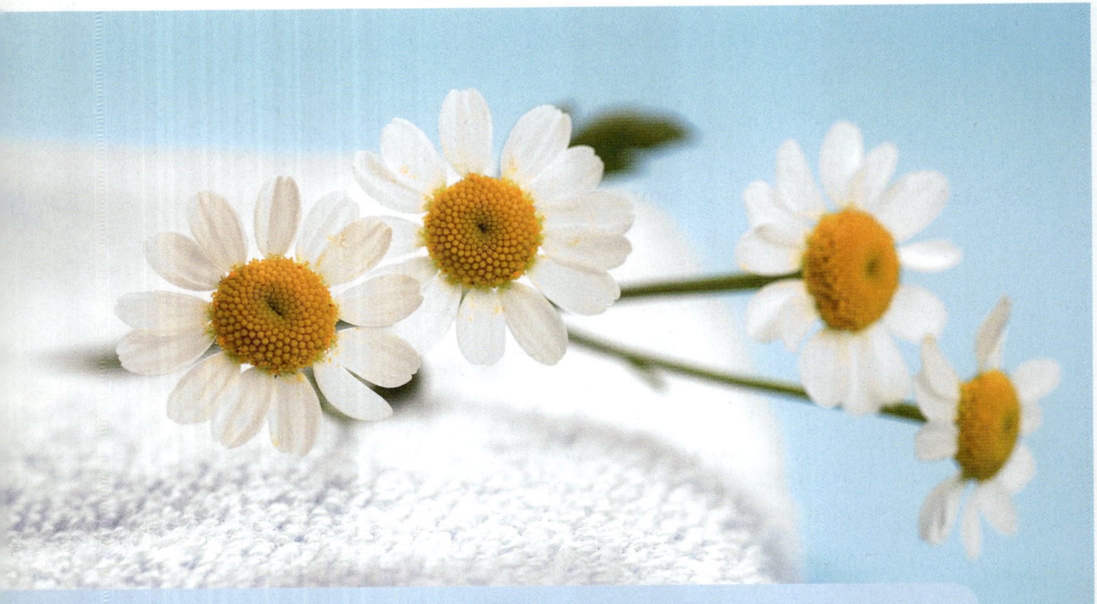

Fasten, für unsere Vorfahren eine Art Überlebensstrategie, ist für uns vor allem von Bedeutung für körperlich-seelisches Wohlbefinden.

Fasten als Grundlage für spirituelles Erleben

Auch in den letzten 3000 Jahren fasteten die Menschen. Das wissen wir aus Bibel, Koran und anderen schriftlichen Quellen. Alle Religionsstifter haben in den Zeiten ihrer Erleuchtung gefastet und ihren Anhängern das Fasten immer wieder nahegelegt. Eine der für uns interessantesten Quellen sind die »Schriften der Essener«. In dieser Lebens- und Glaubensgemeinschaft, die um das dritte und zweite Jahrhundert v. Chr. auf dem Gebiet des heutigen Israel lebten, wurde das Fasten als natürlicher Bestandteil des Alltags gelebt. Sogar der Einlauf, aus Kürbis gefertigt, wird beschrieben.

Für die Menschen dieser kulturgeschichtlichen Epoche ging es nicht ums Überleben durch Fasten, sie suchten vielmehr darin zu einer Vertiefung des spirituellen und religiösen Erlebens zu gelangen. Die Sehnsucht, dabei frei werden zu können für die Begegnung mit dem Göttlichen, führte schließlich dazu, dass das Fasten in alle großen Weltreligionen Eingang fand. Für Juden, Mohammedaner, Buddhisten und Christen gehört Fasten heute noch zu den Geboten ihrer Religion.

Schon Babys können fasten

Im Fall einer Erkältung verweigern Säuglinge oft mehrere Tage die Nahrungsaufnahme und trinken nur Tee. Ist der Infekt abgeklungen, beginnen die Kleinen wieder mit Appetit an der Mutterbrust zu nuckeln.

Fasten ist nicht gleich Fasten

Was allerdings in unserer Zeit an christlichen Fastenbräuchen praktiziert wird, hat mit »Fasten für Gesunde« nichts zu tun: Da wird in der Karwoche fleischlos gegessen und am Freitag kommt Fisch statt Fleisch auf den Tisch. Auch mit dem Starkbier der Mönche oder der »Fastensuppe« der Klosterfrauen (die viel zu dickflüssig ist und zu der auch Brot gegessen wird), kann die Umstellung auf Ernährung von innen nicht funktionieren.

Was Sie beim Fasten nach Dr. Lützner in jedem Fall beachten sollten:

Bitte unterbrechen Sie das Fasten nicht!

Die Wirkung des Fastens geht verloren, wenn Sie nach wenigen Tagen wieder feste Nahrung zu sich nehmen, um dann erneut weiterzufasten. Lassen Sie sich also nicht vom verlockenden Essensdüften verführen, sondern bleiben Sie die Fastentage über standhaft!

Eine Verkürzung der Fastenwoche ist möglich, aber nicht ideal

Um den Erfolg des Fastens voll zu erleben, sollten Sie idealerweise sechs Tage fasten. Falls Ihr Zeitplan dies nicht zulässt, können Sie die Fastenzeit auch verkürzen, allerdings ist dann auch der Gewinn nicht so groß.

Nehmen Sie während der Fastentage wirklich keine feste Nahrung, auch keine noch so kleinen Portionen zu sich

Selbst wenn Sie während der Fastentage nur wenig essen, fasten Sie nicht wirklich, sondern Sie machen eine Diät!

Alkohol und Zigaretten sollten Sie während des Fastens vermeiden!

Die schädliche Wirkung von Alkohol und Zigaretten wird während des Fastens verstärkt, verzichten Sie Ihrer Gesundheit zuliebe darauf! Suchtraucher oder Alkoholkranke dürfen generell nicht selbständig fasten (siehe Seite 31 f.).

Kurz gefastet

Wussten Sie es? Auch Sie haben bereits einige Tage gefastet, allerdings unbewusst und ungeplant. Als Sie grippekrank waren, hatten Sie kaum Hunger, wollten aber viel trinken. Wer krank ist, lehnt feste Nahrung intuitiv ab, um den Körper zu entlasten und das Immunsystem zu unterstützen. Nach einigen Tagen, wenn der Infekt abgeklungen ist, kommt auch der Appetit und damit der Wunsch nach Essen wieder.

Was das englische Wort »breakfast« bedeutet

Ein weiteres Beispiel ist das nächtliche Kurzfasten, das jeder von uns regelmäßig erlebt, ohne sich darüber Gedanken zu machen. Der normale Rhythmus für die Energiezufuhr liegt bei sieben Stunden; wenn Sie früh zu Abend essen und morgens um 8 Uhr frühstücken, haben Sie eine Nahrungspause von zwölf bis vierzehn Stunden hinter sich. Dass Sie gefastet haben, merken Sie am anderen Geschmack im Mund. Die Engländer nennen deshalb ihr Frühstück treffend »breakfast«, das bedeutet »Fastenbrechen«. Dieses Wort beschreibt den Zeitpunkt des Umschaltens von einem Kurzfasten auf neue Nahrungszufuhr von außen.

Andere Fastenmethoden

Heilfasten: Unter Heilfasten verstehen wir eine naturmedizinische Heilbehandlung, die in einer Klinik durchgeführt und von erfahrenen Ärzten begleitet wird (siehe auch »Klinisches Heilfasten«, Seite 118).

Null-Diät: Die Null-Diät wurde von den Ulmer Medizinern Ditschuneit und Wechsler eingeführt (Ulmer Trunk). Man versteht darunter eine Form des Wasserfastens mit Quellwasser oder natürlichem Mineralwasser. Dazu gibt es Vitamin- und Mineralsalztabletten. Die Null-Diät wird hauptsächlich in Krankenhäusern durchgeführt.

Teefasten: Standard bei dieser Fastenmethode sind dreimal täglich zwei Tassen Tee aus verschiedenen Heilkräutern (ohne Honig). Dazwischen wird Wasser getrunken. Teefasten steht oft am Beginn einer F. X. Mayr-Kur.

Schleimfasten: Diese Fastenart ist geeignet für besonders Magenempfindliche. Der oder die Fastende nimmt nur Haferschleim, Reis oder Leinsamenschleim, Wasser und Tees zu sich.

Molkefasten: Das traditionelle Fasten auf Schweizer Almen nennt man Molkefasten. Dabei werden ein bis eineinhalb Liter frische Molke über den Tag verteilt getrunken. Dazu gibt es Heilpflanzentees und Wasser. Ersatzweise können Sie auch »Trinkmolke« von Heirler zu sich nehmen, die im Reformhaus erhältlich ist.

Rohsaft-Fasten nach Heun: Fünfmal täglich wird ein Glas frisch gepresster Obst- und Gemüsesaft getrunken, dazwischen Wasser und Tees.

Saftkuren: Unter einer Saftkur versteht man im Allgemeinen eine modifizierte Form des Fastens, bei der industriell hergestellte Produkte zum Einsatz kommen. Hier geht es oft in erster Linie ums Geschäft und nicht ums Wohlbefinden des Fastenden.

Was gewinnen wir durch Fasten?

Was auch immer der Grund für Ihren Entschluss zu fasten ist: Abnehmen, Entschlacken, Magen sanieren oder wieder ins Lot kommen. Am Ende der Fastenwoche werden Sie reich beschenkt in den Alltag zurückkehren – mit dem Gefühl wiedergewonnener Gesundheit, neuer Lebenskraft und dem Wissen, wie Sie in Zukunft Ihr Leben besser und sinnvoller gestalten können.

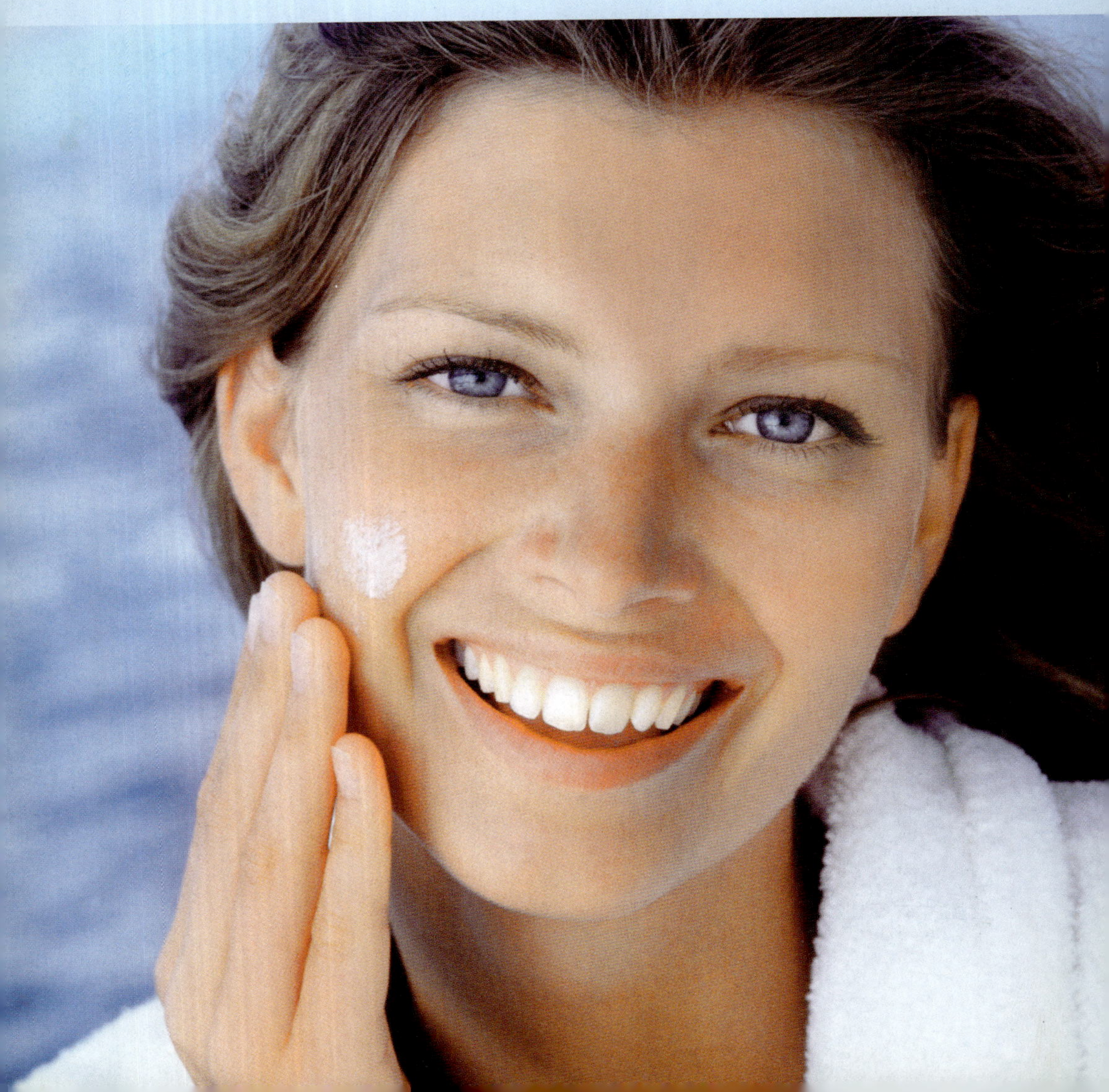

Zehn gute Gründe, warum wir fasten

Fragt man Kursteilnehmer, was sie sich von einer Fastenwoche erhoffen, bekommt man als Fastenleiter unterschiedliche Antworten. Übergewichtige wollen abnehmen, weil sie sich in ihrem Körper nicht mehr wohlfühlen: Der Gürtel drückt, die Kleider passen nicht mehr. Vielleicht hat auch der Arzt vor einer Stoffwechselkrankheit gewarnt. Wer mit Magen-Darm-Problemen zu tun hat, hofft durchs Fasten Verdauung und Stuhlgang wieder in Ordnung bringen zu können. Viele Erstfaster geben an, dass mit ihnen irgendetwas nicht mehr stimmt. Sie beschreiben den Zustand als ein Gefühl von Übersättigung und Verstopft-Sein; nichts schmeckt mehr so richtig. Oft genannt werden auch Dauerstress und eine als äußerst lästig empfundene Abhängigkeit von Alkohol, Zigaretten, Kaffee und Süßigkeiten. Einige suchen Hilfe im Fasten, weil sie seelisch-geistig erschöpft sind oder in einer psychischen Krise nicht mehr wissen, wie es weitergeht. Ihnen geht es darum abzuschalten, Klarheit zu gewinnen, zu sich selbst zu finden. Aus welchen Gründen auch immer Sie sich zum Fasten entschlossen haben – es kann Ihnen geholfen werden!

Was bringt uns das Fasten?

Fasten hat außer der Gewichtsreduktion viele weitere positive Auswirkungen auf unseren Körper und unsere Psyche. Hier sind zehn gute Gründe, warum Fasten uns so guttut. Fasten

- ist ein guter Einstieg in eine dauerhafte Gewichtsreduktion
- entgiftet und entschlackt unseren Körper
- reguliert den Stoffwechsel
- saniert Magen und Darm von Grund auf
- aktiviert unser Immunsystem
- wirkt als Kosmetik von innen
- bewirkt einen Anti-Aging-Effekt
- schärft unsere Sinne
- setzt neue Energien frei
- hilft uns, die Dinge neu sehen zu lernen, sorgt für innere Ausgeglichenheit und Zufriedenheit.

Gewichtsreduktion

Fasten ist die einfachste und natürlichste Art, um Übergewicht loszuwerden. Männer sind bis zum Ende der Fastenwoche fünf bis sechs Kilo leichter, Frauen bis zu vier Kilogramm (was mit dem weiblichen Hormonhaushalt zu tun hat) – und das ohne Hungergefühl und bei guter Leistungsfähigkeit!

Der Gewinn: Die Gelenke werden entlastet (vor allem Kniegelenke und Wirbelsäule). Die Belastung von Herz und Lunge reduziert sich, damit wird das Atmen leichter. Weniger Gewicht bedeutet auch mehr Beweglichkeit, mehr Freude an der Bewegung.

Wichtig für Erstfaster

Bitte beachten Sie: Fasten ist ein Einstieg ins Abnehmen. Um Ihr Gewicht aber dauerhaft zu reduzieren, müssen Sie auch Ihre Ernährungsgewohnheiten grundlegend verändern!

Dass die Gewichtskurve nicht gleichmäßig nach unten verläuft, braucht niemanden zu beunruhigen. Vor allem bei Männern kann es während des Fastens vorübergehend zu einem Stillstand kommen. Die Ursache ist meist ein Wasserstau, durch den Salz und andere Abbauprodukte des Körpers in Lösung gehalten werden. Ist dies geschehen, werden sie über die Nieren ausgeschieden. Am Morgen des zweiten Aufbautages ist der tiefste Gewichtsstand erreicht. Am Tag danach kommt es zu einer Zunahme von einem halben bis einem Kilo, weil der Körper wieder mehr Wasser bindet.

Für alle, die genau wissen möchten, wie viel sie beim Fasten abgenommen haben, gilt folgende Wiegeregel:

- Ausgangsgewicht: Stellen Sie Ihr Gewicht am Morgen des ersten Fastentages fest, indem Sie vor dem »Glaubern« auf die Waage steigen.
- Das Endgewicht zeigt Ihnen die Waage dann am Morgen des zweiten Aufbautages an.
- Benutzen Sie vorher und nachher dieselbe Waage und wiegen Sie sich immer zur gleichen Tageszeit mit oder ohne Kleider.

Anhaltend ist der Abnehmerfolg allerdings nur dann, wenn Sie die Fastenwoche für eine Änderung falscher Lebens- und Ernährungsgewohnheiten nutzen und auch Ihr Essverhalten überprüfen. Das Fasten nach Dr. med. Lützner eröffnet Ihnen die Chance, Gewichtsprobleme auf Dauer in den Griff zu bekommen. Lassen Sie sich begleiten auf dem neuen Weg, der zu einer besseren Lebensqualität führt durch mehr Gesundheit, Fitness und Wohlbefinden (siehe auch »Säulen der Gesundheit«, ab Seite 88).

Entgiften, Entschlacken

Durch den Prozess von Fettabbau und Entschlackung werden toxische Stoffe (Giftstoffe) herausgelöst und über Nieren, Leber, Darm, Haut und Schleimhäute ausgeschieden: Stoffe, die wir aus der Umwelt aufgenommen haben, Medikamentenrückstände, Nahrungsmittelrückstände wie Spritz- und Düngemittel, Konservierungsstoffe, Farb- und Geschmacksstoffe. Auch Belastendes aus der konventionellen Tierhaltung ist dabei, wie Hormone und tiermedizinische Präparate (z. B. Antibiotika, durch die Fleischesser antibiotikaresistent werden können). Der Gewinn: Durchs Fasten werden wir von diesen Dauerbelastungen befreit, der gesamte Organismus kann sich regenerieren.

Neuregulierung des Stoffwechsels

In der Zeit des Fastens ruht das normale Stoffwechselgeschehen. Stoffwechselstörungen und ihre möglichen Folgen können daher behoben werden: Erhöhter Blutdruck sinkt oder erreicht sogar wieder Normalwerte. Ein zu hoher Gehalt an Blutfettwerten (Cholesterin und Triglyzeride) normalisiert sich in der Regel ebenso wie schlechte Leberwerte. Lassen Sie am besten nach der Fastenwoche einen Labortest machen – Ihr Arzt wird sicher staunen, wie gut Ihre Werte jetzt sind.

Magen und Darm sanieren

Während des Fastens gibt es keine Verdauung, daher kann der gesamte Verdauungstrakt ruhen. Das ist die einmalige Chance, Magen- und Darmprobleme wie chronischen Durchfall und Verstopfung auszukurieren. Durch den Einlauf wird der Dickdarm schonend gereinigt, die Darmflora kann sich neu ansiedeln. Auch Hämorrhoiden und andere Erkrankungen des Enddarms können jetzt besser abheilen.

Das Immunsystem stärken

Ob wir gesund bleiben oder eher krankheitsanfällig sind, hängt vor allem von der Funktionstüchtigkeit unseres Immunsystems ab. Dabei spielen die Verdauungsorgane eine maßgebliche Rolle: Hier sind nämlich auf einer Fläche von 200 m^2 fast zwei Drittel aller Immunzellen postiert. Mitbeteiligt an den Aufgaben des Immunsystems sind die im Bindegewebe eingelagerten Lymphgewebe. Ist die auf der Oberfläche des Darms angesiedelte Darmflora geschädigt, kommt es zu einer Schwächung der Immunfunktionen. Dies kann geschehen durch Alkohol und Nikotin, durch Fehlernährung, durch Umweltbelastungen, durch Medikamente, Entzündungen im Darmbereich oder auch Stress.
Wer unter derartigen Belastungen leidet, kann durch Fasten eine deutliche Besserung der Immunfunktionen erreichen: Einerseits durch die Entschlackung und Entsäuerung des Bindegewebes, andererseits durch die Ruhezeit der Verdauungsvorgänge, in der sich der Darm regenerieren, die Darmflora neu ansiedeln kann. Es war der österreichische Arzt Dr. Franz Xaver Mayr, der den »überforderten Darm« als Sitz von Zivilisationskrankheiten entdeckte. Seine F. X. Mayr-Kur, bei der auch gefastet wird, gehört heute zu den erfolgreichsten Therapien bei Magen-Darm-Erkrankungen.

> Durch das Fasten verbessern sich die Organfunktionen und das Immunsystem arbeitet wieder: Unsere Krankheitsanfälligkeit sinkt.

Kosmetik von innen

Die Haut wird beim Fasten zarter, Fältchen glätten sich. Unreinheiten wie rote Flecken und Pickel verschwinden, das Bindegewebe strafft sich. Wir nennen das »Kosmetik von innen«. Auch bei tiefer liegenden Hautproblemen wie Cellulite (Orangenhaut) sind deutliche Besserungen durch ein längeres Fasten in Kombination mit viel Bewegung und Bürstenmassage zu erreichen.
Immer wieder erstaunlich sind die Veränderungen der Physiognomie von Fastenden. Nach einer Woche treten aus einem abgespannten, manchmal leicht verquollenen Gesicht wieder die charakteristischen Züge hervor und auch die Augen werden klarer und ausdrucksvoller. Durch den Gewichtsabbau werden Sie schließlich auch wieder beweglicher und aktiver: Mehr Lebensfreude, die man Ihnen ansieht!

Die Haut – Spiegel der Seele

Würde man der Produktwerbung in den Medien Glauben schenken, dann gäbe es für jedes Hautproblem ein probates Mittel. Diese Versprechen der Kosmetikindustrie lassen uns oft vergessen, dass die menschliche Haut ein hochsensibles Organ ist, dessen Pflege nur dann erfolgreich sein kann, wenn sie von innen und außen erfolgt.

Erinnern wir uns: Unsere Haut besteht aus drei Schichten – Oberhaut, Lederhaut, Unterhaut. Dazwischen befindet sich ein Netzwerk aus Blut- und Lymphgefäßen und aus Nervenbahnen, das lebenswichtige Funktionen erfüllt:

- Es versorgt die Haut mit essentiellen Nährstoffen,
- reguliert den Wasserhaushalt und die Körpertemperatur,
- scheidet belastende Gift- und Schlackenstoffe aus,
- verhindert durch einen Säureschutzmantel das Eindringen von Krankheitserregern.

Dass zwischen Haut und Psyche ein unmittelbarer Zusammenhang besteht, erleben wir, wenn wir vor Wut oder Scham erröten oder vor Schreck blass werden. Dauerstress und andere seelische Belastungen können Hauterkrankungen verursachen, sichtbare Hautschäden wie Pickel oder Ausschläge belasten wiederum unsere Psyche.

Dr. med. Christian Kuhn, leitender Arzt der Fastenklinik Buchinger in Überlingen, sagt dazu: »Auf der seelischen Ebene ist die Haut eines der wichtigsten psychosomatischen Organe. Hier kann nicht nur unsere innere Unruhe nach außen als unruhige Haut sichtbar werden, hier grenzen wir uns auch nach außen ab, halten Abstand oder lassen andere uns bis zur zärtlichen Berührung nahe kommen.«

Wenn unsere Haut also diese Mittlerfunktion zwischen Körperinnerem und unserer Umwelt erfüllen soll, müssen wir bei Hautproblemen neben äußeren Anwendungen auch »Kosmetik von innen« betreiben. Mit Fasten sind dabei außergewöhnliche Erfolge zu erzielen. Das wird jeder bestätigen, der seine ganzheitliche Wirkung schon einmal am eigenen Körper erlebt hat.

Länger jung bleiben (Anti-Aging)

Älterwerden an Jahren kann man nicht verhindern, aber die Alterungsvorgänge lassen sich verzögern: durch ein- bis zweimaliges Fasten im Jahr und durch ein gesundheitsbewussteres Leben, in dem auch Bewegung, vollwertige Ernährung und Entspannung ihren Platz haben.

Die Dinge neu sehen lernen

Fasten ist ein starker Impuls zur Änderung eingefahrener falscher Lebensgewohnheiten, zum Beispiel mit dem Ziel, maßvoller zu essen und damit wieder genießen zu lernen. Wer fastet, bekommt auch die Chance, von Alkohol und Nikotin wegzukommen und schädliche Genussmittel wie Zucker einzuschränken. Schließlich wäre jetzt auch der richtige Zeitpunkt, über Ihr Konsumverhalten nachzudenken. Wir haben beim Fasten gelernt, Verzicht einzuüben, haben erfahren, wie wenig wir brauchen. »Verzicht macht offen für die Not der anderen« (Niklaus Brantschen, siehe Seite 125).

Die Energieversorgung während des Fastens

Die Umstellung auf Ernährung von innen ist abgeschlossen. Von nun an leben Sie – wie es Dr. Lützner auszudrücken pflegte – »aus der gut gefüllten Speisekammer des Körpers«. Für wie viele Tage das reicht, hängt von Ihrem Übergewicht ab. Unser Körper geht mit den Reserven sehr sparsam um, er versucht, möglichst lange damit auszukommen. Dieses Energie-Sparprogramm wird noch aufgebessert durch die Energie, die wir beim Essen für die Verdauungsvorgänge verbrauchen und die im Fasten für andere Aufgaben frei wird; das ist immerhin ein Drittel des gesamten Energieaufwandes.

Wie wir aus wissenschaftlichen Untersuchungen wissen, gewinnt der Körper aus dem Abbau der Fett- und Eiweißreserven täglich 1200 bis 1400 Kalorien. Damit lässt sich während des Fastens gut leben. Abgebaut und in Energie umgewandelt werden hauptsächlich Fette, die im Gewebe deponiert sind, etwas Eiweiß und Stoffwechselendprodukte, die im Bindegewebe zwischengelagert wurden.

Die Flüssigkeits- und Nährstoffzufuhr

Für die Zufuhr von Vitaminen, Mineralien und Spurenelementen sorgen Gemüsebrühe, frisch gepresste Säfte, Molke und Tees, die der Fastende jeden Tag zu sich nimmt. Alle weiteren Vorgänge, die während des Fastens in unserem Körper ablaufen, können wir der »Innensteuerung« überlassen. Unser Beitrag zum Gelingen besteht darin, uns natürlich zu verhalten, den Fähigkeiten unseres Körpers zu vertrauen und die Fastenregeln zu befolgen.

Zu welch großartigen Leistungen Menschen beim Fasten fähig sind, zeigt das Beispiel einer Fastengruppe, die unter Leitung von Christof Michel von Lübeck bis Überlingen am Bodensee wanderte und dabei in drei Wochen über 1000 Kilometer zurücklegte. Ein Mal pro Woche wurden die Fastenden von einem Arzt untersucht, bevor er sie auf die nächste Etappe entließ. Zehn der 31 Teilnehmer er-

Wichtig für Erstfaster

Sie brauchen sich keine Sorgen zu machen, dass Ihr Körper nach dem Fasten Mangelerscheinungen aufweist: Abgebaut wird beim Fasten nur Überflüssiges, z. B. Fette, Gift- und Schlackenstoffe, nie Lebenswichtiges wie Organe und Muskelgewebe.

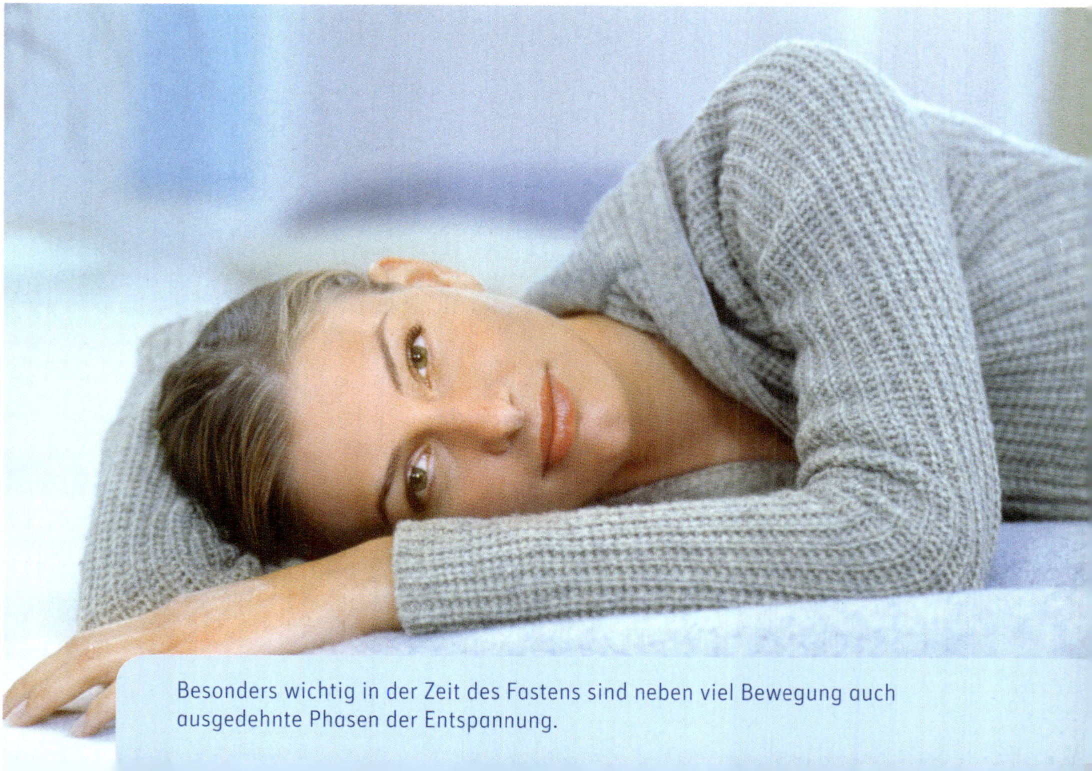

Besonders wichtig in der Zeit des Fastens sind neben viel Bewegung auch ausgedehnte Phasen der Entspannung.

reichten Überlingen, die anderen mussten wegen Fußproblemen unterwegs aufgeben. Die Mitglieder der Gruppe wurden am Ziel nochmals medizinisch untersucht: Sie hatten zehn bis fünfzehn Kilogramm abgenommen, waren aber sonst in bester Verfassung – und natürlich stolz auf ihre Leistung.

Die Ausscheidung von Giftstoffen

Jeder Dritte leidet heute an Magen-Darm-Erkrankungen mit Blähungen, Verstopfung, Durchfall als Folge. Doch meist vermeiden wir es, darüber zu reden. Ganz anders verhalten wir uns, wenn es um die Nahrungszufuhr geht: Kaum ein Gesprächsthema ist beliebter als »Essen und Trinken«. Seien wir ehrlich – auch wenn es noch so gut geschmeckt hat, richtig wohl fühlen wir uns erst dann, wenn die Verdauung und Darmentleerung reibungslos funktionieren. Beim Fasten haben Magen und Darm Schonzeit. Der österreichische Fastenpionier Dr. Mayr erklärte es seinen Patienten so: »Fasten ist keine Rosskur, sondern eine Rastkur für den Darm« – die beste Zeit, um Magen- und Darmprobleme wieder in Ordnung zu bringen.

Nahrungszufuhr ist beim Fasten unwichtig – Ausscheiden ist umso wichtiger.

Loswerden, was uns belastet!

Im Alltag sind wir auf Zufuhr programmiert, während des Fastens ist es umgekehrt: Essen ist unwichtig – Ausscheiden ist wichtig! Wir wollen ja auch einiges loswerden, was uns belastet. Zum Beispiel Giftstoffe, die wir mit der Nahrung oder aus der Umwelt aufgenommen haben, und »Schlackenstoffe«, das sind nicht restlos verbrannte Stoffwechsel-Zwischen- und -endprodukte, die sich an den Gefäßinnenwänden und im Bindegewebe abgelagert haben, weil der Stoffwechsel im Alltag nicht gut funktionierte. Im Verlauf der Fastenwoche werden diese Schadstoffe und Schlackenstoffe frei und über Nieren, Leber und Darm, aber auch über Haut, Lunge, Zunge und Schleimhäute ausgeschieden. Je gewissenhafter wir die Fastenregeln befolgen, desto besser funktioniert die Ausscheidung.

So unterstützen Sie die Ausscheidung

Nutzen Sie das Fasten zu einer gründlichen inneren Reinigung. Je besser sie gelingt, umso wohler fühlen Sie sich hinterher. Was über welche Organe ausgeschieden wird und wie Sie die Ausscheidungsvorgänge unterstützen können, erfahren Sie im folgenden Abschnitt. Dann werden Sie auch besser verstehen, warum die so genannten »Pflichtübungen« beim Fasten so wichtig sind: Trinken, Einlauf, Leberwickel und Bewegung an der frischen Luft.

Die Nieren scheiden die wasserlöslichen Schlackenstoffe wie Harnsäure und Harnstoffe aus. Das ist auch ein Grund, warum der Urin während des Fastens oft von einem intensiven Gelb ist und penetrant riecht. Die Nierenarbeit unterstützen wir durch Wassertrinken: Zwei bis drei Liter pro Tag (je nach Körpergewicht) sind nötig. Dazu kommen noch Tees und Säfte.

Leber und Galle sorgen für die Ausscheidung fettgebundener Schadstoffe wie Pestizide, Konservierungsstoffe, Farbstoffe und anderer Lebensmittelrückstände sowie von Medikamentenrückständen und Schwermetallen aus der Umwelt. Die Arbeit von Leber und Galle unterstützen wir, indem wir uns flach hinlegen und einen »Leberwickel« auflegen. Wie dieser gemacht wird, erfahren Sie auf Seite 62.

Im Darm landet der Großteil unseres »Körpermülls«. Damit nicht ein Teil davon wieder in den Blutkreislauf zurückgeführt wird (und dadurch Kopfschmerzen und andere Probleme verursacht), muss der Darm regelmäßig gereinigt werden. Am schonendsten geschieht dies durch den Einlauf (siehe Seite 58).

Die Haut, unser flächenmäßig größtes Organ, scheidet mittels Transpiration Stoffwechselrückstände aus. Richtig zum Schwitzen kommen wir, wenn wir viel trinken und an der frischen Luft Bewegung machen. Für Saunageübte ist ab dem dritten Fastentag ein Saunabesuch empfehlenswert.

Wichtig für Erstfaster

Wenn Sie sich beim ersten Mal scheuen, den Einlauf zu machen, können Sie auch mit dem etwas sanfter wirkenden Sauerkrautsaft mit Rizinusöl oder F.X.-Mayr-Salz abführen (siehe Seite 58).

Über **Lunge, Zunge und Schleimhäute** werden Schlackenstoffe ausgeschieden, über die Lunge in Form gasförmiger Stoffwechselreste. Diesen Prozess fördern wir durch Abatmen bei Bewegung im Freien und Schlafen bei offenem Fenster. Wenn Ihre Zunge belegt ist und Sie zu »muffeln« beginnen, ist dies ein Zeichen, dass die Ausscheidung auch über diese Wege funktioniert. Und wenn Ihre Nase »rinnt«, ist das in der Regel kein Schnupfen, sondern der Ausscheidungsvorgang über die Nasenschleimhaut.

Auch über die **Scheide** der Frau wird ausgeschieden, was als verstärkter Ausfluss wahrgenommen wird.

So halten Sie durch!

Beim Fasten ist einiges anders, das sollten Sie wissen, sonst machen Sie sich unnötige Sorgen (siehe »Soforthilfe-Tipps von A–Z«, Seite 36 ff.). Unser Organismus arbeitet mit einem Sparprogramm, als Folge davon sinkt der Blutdruck etwas ab und wir frösteln schneller.

Auch Stimmungsschwankungen können auftreten, schließlich muss sich auch Ihre Psyche an die Ernährungsumstellung gewöhnen. Informieren Sie sich über diese Veränderungen und stellen Sie sich darauf ein. Ein Gespräch mit der Freundin, ausgedehnte Spaziergänge oder einfach das Niederschreiben der Gedanken können Ihnen aus einem Stimmungstief heraushelfen.

Dass ab und zu kleinere körperliche Beschwerden auftreten, gehört beim Fasten dazu. Die Erfahrung zeigt allerdings, dass sie oft selbst gemacht sind. Kommt es zu Kopfschmerzen, Schwindel oder gar Hungergefühlen, dann sollten Sie selbstkritisch prüfen, ob Sie die Fastenregeln (siehe Seite 14) und die »Pflichtübungen« des Tages (siehe Seite 66) auch richtig befolgt haben.

Was tun bei einer Fastenkrise?

Zu einer Fastenkrise kann es kommen, wenn Sie schon vorher krank waren oder mit einer besonderen seelischen Belastung ins Fasten gegangen sind. Fastenkrisen kommen völlig überraschend: Noch ging es dem Betroffenen gut, da befallen ihn Kopfweh, Gliederschmerzen und Schwäche – er fühlt sich, als sei er grippekrank. Jetzt wäre es falsch, das Fasten sofort abzubrechen. Fastenkrisen sind Heilkrisen (griech. Krisis = entscheidende Wendung). Unterstützen Sie den natürlichen Heilvorgang durch Bettruhe und Wärme, trinken Sie Heilpflanzentees (Holunder, Kamille), viel Wasser und machen Sie regelmäßig den Einlauf. Sie werden mit Staunen erleben: Heilkrisen gehen meist so rasch vorbei, wie sie gekommen sind. Und hinterher haben Sie das Gefühl, etwas Belastendes losgeworden zu sein.

Was Sie beim Fasten vermeiden sollten

Fastende haben die Chance, sich von Sucht- und Genussmitteln zu befreien. Dies bedeutet natürlich auch Verzicht: Zum Fasten gehört die Erfahrung, dass vieles entbehrlich ist, was Ihnen bisher unentbehrlich schien. Und Sie lernen den richtigen Umgang mit Lebens- und Genussmitteln – eine gute Voraussetzung, um zum echten Genießer zu werden. Wenn hier vor bestimmten Sucht- und Genussmitteln gewarnt wird, dann deshalb, weil sie beim Fasten störend wirken, Sie zum Abbrechen des Fastens veranlassen oder sogar gesundheitsgefährdende Folgen haben können.

Alkohol: Menschen, die nur ab und zu ein Gläschen trinken, werden keine Probleme haben, darauf beim Fasten zu verzichten. Gewohnheitstrinker, das sind Menschen, die gewohnt sind, regelmäßig alkoholische Getränke zu sich zu nehmen, und zwischendurch keine Alkoholpause machen, müssen in den ersten Tagen mit Entzugserscheinungen rechnen. Richtig Alkoholkranke dürfen auf keinen Fall selbständig fasten; ihnen kann in einer Fastenklinik geholfen werden, wo sie auch medizinisch und psychologisch betreut werden. Wenn Sie selbständig fasten, sollten Sie auf Alkohol verzichten, wollen Sie nicht den Erfolg des Fastens in Frage stellen. Alkohol ist nämlich Gift für die Leber; er regt im Fasten außerdem die Verdauungssäfte an, was Hunger zur Folge hat, schädigt den Magen und raubt dem Körper die lebenswichtigen Vitamine.

Wichtig für Erstfaster

Bitte verzichten Sie beim 7-Tage-Fasten in jedem Fall auf das Gläschen Wein zur Entspannung oder die Zigarette zwischendurch – Ihrer Gesundheit zuliebe!

Nikotin: Das 7-Tage-Fasten ist, wie die Erfahrung gezeigt hat, zur Raucher-Entwöhnung hervorragend geeignet. Gleichzeitig sorgt es dafür, dass die infolge des Rauchens im Körper gespeicherten Schwermetalle und Teer ausgeschieden werden. Letzteres ist erkennbar an der Zunge, die beim Suchtraucher nach zwei Wochen schwarz wird. Wer fastet und dabei das Rauchen nicht einstellt, wird sich ernste Probleme einhandeln: Es kommt zu Störungen der Blutwege und – als Folge davon – der Organfunktionen. Fasten eignet sich ideal als Entwöhnungstherapie für Raucher: Nach einigen Tagen schmeckt den meisten die Zigarette nicht mehr. Nutzen Sie diese Chance, um von dieser gesundheitsschädigenden Abhängigkeit loszukommen.

Genussmittel: Auch Genussmittel wie Kaffee und Süßigkeiten sind während der gesamten Fastenwoche tabu. Kaffeetrinken führt zur Aktivierung der Verdauungssäfte und schafft Magenprobleme. Süßigkeiten lassen den Blutzuckerspiegel enorm ansteigen, was hinterher zu Hungergefühlen führt. Wer erst einmal eine Woche ohne diese scheinbar so unentbehrlichen Lebensmittel ausgekommen ist, wird erstaunt feststellen, dass sie leicht zu entbehren sind. Vielleicht schaffen Sie es auch nach dem Fasten, den Genuss von Kaffee und Süßigkeiten auf ein Minimum zu reduzieren.

Verzichten Sie während der Fastentage auf jede Art von fester Nahrung, um den Erfolg des Fastens nicht zu gefährden.

Essen beim Fasten: Nahrungsaufnahme ist während des Fastens tabu, auch »Kleinigkeiten«. Wer meint, ein Brötchen oder eine Scheibe Knäckebrot könne doch nicht schaden, wird sofort die Folgen spüren. Jeder Bissen will verdaut werden und dazu muss der Organismus erst wieder auf Essen umstellen. Die Folge: Der Magen verlangt nach mehr, wir bekommen Hunger.

Wer sich während des Fastens gar zu einer Fleischmahlzeit hinreißen lässt, muss damit rechnen, mit schweren Koliken und Kreislaufkollaps im Krankenhaus zu landen. Das Steak liegt wie ein Stein im Magen und kann nicht verdaut werden. Es bleibt nichts anderes übrig, als den Magen auszupumpen. Widerstehen Sie den Versuchungen: Es wäre jammerschade, wenn Sie das Fasten abbrechen müssten.

Welche Begleiterscheinungen können auftreten?

Während des Fastens treten Veränderungen auf, über die Sie Bescheid wissen sollten. Wenn Sie zum Beispiel ab und zu frösteln, wenn Ihre Nase rinnt oder der Urin sich zu einem intensiven Gelb färbt (s. u.), sollte Sie das nicht beunruhigen. Diese Symptome zeigen lediglich an, dass Sie fasten und dass Ihre Ausscheidungen funktionieren.

Ein paar Tage nach Beendigung des Fastens stellt Ihr Körper den ursprünglichen Zustand wieder her. Unangenehme Begleiterscheinungen verschwinden wieder, leider auch die positiven Veränderungen, wie ein besseres Geruchs- und Geschmacksempfinden.

Fasten-Azidose – was ist das?

Beim Fasten kommt es durch den Fettabbau zu einem Anstieg von sauren Zwischenprodukten, was als *Azidose* (Ansäuerung) bezeichnet wird. Diese vermehrt angefallene Säure wird durch Alkalireserven des Körpers »gepuffert«, der Rest über Niere und Harnwege ausgeschieden. Das ist der Grund, warum der Urin anfangs stark gelb gefärbt sein und penetrant riechen kann. Wir sorgen für einen basischen Ausgleich, indem wir täglich die Spalten von ein bis zwei Zitronen lutschen, Kräutertees, frisch gepresste Obst- und Gemüsesäfte trinken und unsere ebenfalls basische Fastensuppe essen. Auch Wassertrinken und viel Bewegung an frischer Luft hilft bei der Säureausscheidung mit.

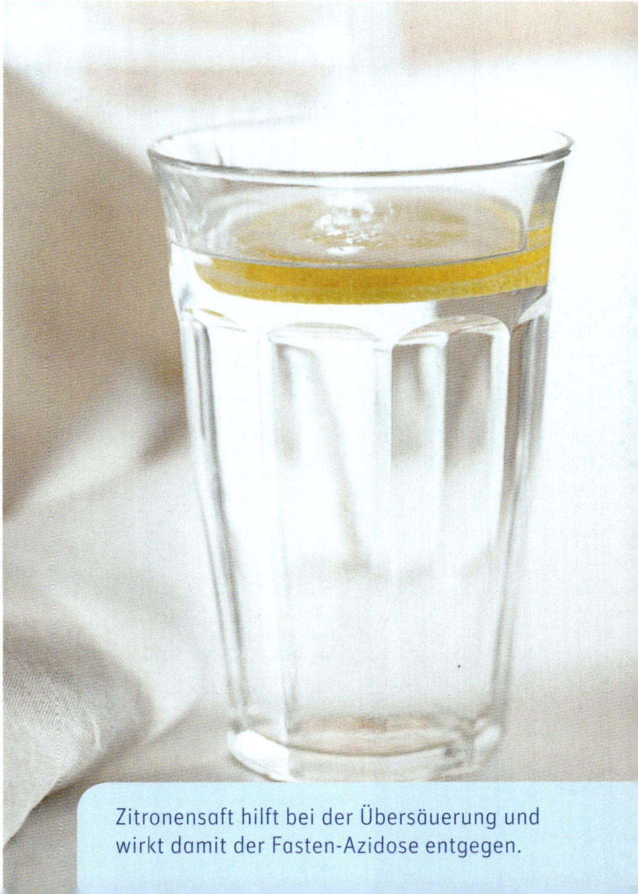

Zitronensaft hilft bei der Übersäuerung und wirkt damit der Fasten-Azidose entgegen.

Was tun bei Schlafstörungen in der Fastenwoche?

Sie haben normalerweise keine Schlafprobleme? Dann werden Sie die folgenden Zeilen vielleicht nur bedingt interessieren. Alle Fastenden sollten jedoch wissen, dass der Schlaf während der Zeit des Fastens kürzer oder oberflächlicher sein kann. Er wird auch ab und zu unterbrochen, weil Sie öfter zur Toilette müssen. Da wir tagsüber viel trinken, entwässert der Organismus mehr – natürlich auch nachts.

Nutzen Sie die Mittagsruhe zur Entspannung

Wenn Sie zudem die Mittagsruhe mit dem warmen Leberwickel zu einem Nickerchen nützen, wird sich das nächtliche Schlafbedürfnis noch um einiges verringern. Es kann sein, dass Sie aufwachen und danach nicht gleich wieder einschlafen können. Ärgern Sie sich nicht darüber, nehmen Sie es gelassen. Nutzen Sie die Schlafpause für sinnvolles Tun. Lesen Sie oder denken Sie über Ihre Lebenssituation nach, über Ihr Verhältnis zum Partner, zu Ihren Berufskolleg(inn)en. Machen Sie sich darüber Notizen, Geschriebenes kann einen spürbaren Entlastungseffekt haben.

Meiden Sie die Einnahme von Medikamenten

Schwerer tun sich Menschen, die bereits mit Schlafproblemen zum Fasten gekommen sind. Falls Sie dazu neigen, Ihre Schlafstörungen mit Tabletten zu behandeln, sollten Sie sich darüber im Klaren sein, dass Sie damit das Problem nicht wirklich lösen: Das auf chemischem Weg hergestellte, dauerhaft wirksame Schlafmittel gibt es nicht. Viel erfolgversprechender ist der Versuch, seine Einstellung zum Schlaf zu korrigieren.

> Auch wenn Sie unter Schlafstörungen leiden: Der Organismus holt sich das Quantum Schlaf, das er zur Aufrechterhaltung seiner Funktionen braucht.

Die häufigsten Fehler sind die falsche Schlaferwartung und die unrealistische Einschätzung des eigenen Schlafpensums. So ist die oft gehörte Behauptung »Heute Nacht habe ich kein Auge zugetan!« unzutreffend. Die absolute Schlaflosigkeit gibt es nämlich nicht, das haben Tests im Schlaflabor eindeutig bewiesen. Selbst schwer Schlafgestörte schliefen in der Regel mindestens zwei Stunden. Für den Erholungseffekt durch den Nachtschlaf ist nicht in erster Linie die Schlafdauer maßgebend, sondern die Schlafqualität.

Der erste Schritt zur Korrektur einer falschen Schlaferwartung ist das Einnehmen einer so genannten »Indifferenzhaltung«. Sie kann mit der formelhaften Vorsatzbildung eingelernt werden: »Schlaf gleichgültig – Ruhe wichtig«. Der deutsche Schlafforscher Prof. D. Langen erklärte das anschaulich mit dem Bild von der Taube: Greift man nach ihr, fliegt sie weg, hält man ihr die Hand hin, lässt sie sich darauf nieder. Bei Schlafstörungen bewährt sich die Pflege der so genannten »Schlafhygiene«. In der folgenden Auflistung finden Sie einiges, was Sie dabei beachten können.

Das fördert den Nachtschlaf

- ☐ Verbringen Sie abends nicht Stunden vor dem Fernseher. Die Programme sind zwar meist zum Einschlafen, die Abstrahlung des Gerätes kann aber zu Durchschlafstörungen führen.
- ☐ Machen Sie vor dem Schlafengehen einen kleinen Spaziergang an der frischen Luft. Sauerstoff und Bewegung tun dem Kreislauf gut und entlasten den Kopf.
- ☐ Gehen Sie nicht mit kalten Füßen ins Bett. Nehmen Sie vor dem Schlafengehen ein ansteigendes Fußbad nach Kneipp (siehe Seite 64) oder legen Sie im Bett eine Wärmflasche an die Füße.
- ☐ Machen Sie über Nacht die Heizung aus und öffnen Sie das Fenster. Fastende brauchen viel Sauerstoff, auch im Schlaf.
- ☐ Wenn Sie in der Nacht wach geworden sind und nicht wieder einschlafen können: Nach Pfarrer Kneipp den ganzen Körper kalt abwaschen (beginnend am vom Herzen entferntesten Teil) und nicht abgetrocknet wieder ins Bett gehen. Danach wird Ihnen wohlig warm.
- ☐ Trinken Sie einen Schlaftee. Rezepte, die den nächtlichen Schlaf fördern, finden Sie auf Seite 57.
- ☐ Entspannen Sie sich durch autogenes Training. Die Wärme- und Schwereübungen bringen Sie zur Ruhe, wärmen den Körper und führen zur Indifferenzhaltung gegenüber Schlafstörungen.

Soforthilfe-Tipps von A – Z

Beim Fasten zeigt unser Körper immer wieder Reaktionen, die für uns nicht immer angenehm sind. Diese Veränderungen sind jedoch nur vorübergehend! Lesen Sie im Folgenden, woher sie kommen und wie Sie Abhilfe schaffen können.

Aufstoßen
Kann bei magenempfindlichen Menschen vorkommen. Ursache: Säuresekretion durch Fettabbau. Was hilft? Kamillentee, Haferschleimsuppe oder ein Esslöffel Heilerde, in Wasser aufgelöst.

Bei Sodbrennen
Einen Esslöffel Leinsamen eine Stunde in Wasser geben, abseihen und Obstsäften zufügen.

Bäder
Vollbäder über 40 °C sind nichts für Faster. Auch von Thermenbesuchen und Saunagängen ist in den ersten Tagen abzuraten (Kreislaufbelastung!). Baden Sie, wenn überhaupt, lieber in lauwarmem Wasser.

Blutdruck
Ist beim Fasten etwas niedriger. Ursache: Unser Organismus läuft auf Energie-Sparprogramm. Was tun? Viel Bewegung an der frischen Luft und Atemübungen, damit der Kreislauf in Gang kommt, Kreislauftees und Wasser trinken.

Darmentleerung
Funktioniert beim Fasten mit Hilfe des Glaubertranks oder des Einlaufs. Sonst ist während des Fastens für Magen und Darm Ruhezeit, Erkrankungen können ausheilen, die Darmflora kann sich regenerieren. Erst in den Aufbautagen beginnt die normale Verdauungsarbeit wieder.

Durstgefühl
Ist beim Fasten nicht stärker als sonst. Warten Sie also nicht darauf, sondern trinken Sie täglich kontrolliert zwei bis drei Liter Wasser. So viel brauchen Sie, damit die Ausscheidungen richtig funktionieren und Sie sich wohlfühlen!

Entwässern
Wer beim Fasten oft zur Toilette muss, darf sich freuen: Der Organismus entwässert, über die Nieren werden Giftstoffe ausgeschieden.

Frösteln / Frieren
Wer fastet, neigt zum Frösteln. Ursache: Unser Körper versucht Energie zu sparen.

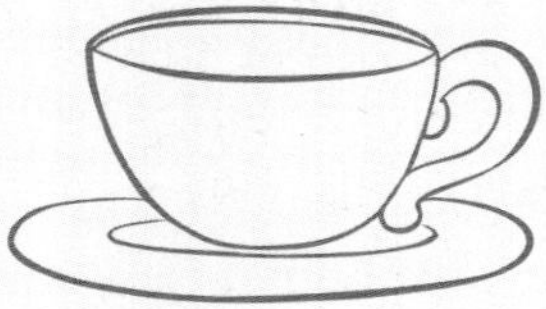

Was tun? Wärmer anziehen, viel Bewegung, Wärmflasche benutzen.

Füße

Sind während des Fastens öfter kalt. Ursache: Niedriger Blutdruck. Was tun? Nehmen Sie ein ansteigendes Fußbad nach Kneipp, ziehen Sie warme Socken an, sorgen Sie für ausreichend Bewegung.

Gelenke

Können in den ersten Tagen weh tun, vor allem, wenn Sie Arthrose oder Rheuma haben. Nach einigen Tagen spüren Sie eine Besserung: Die Gelenkschmerzen lassen nach, die Gelenke werden beweglicher.

Geruchs- und Geschmacksempfindungen

Sind während des Fastens viel intensiver. Leider »normalisieren« sich diese Sinnesleistungen später wieder.

Harnsäure

Wird während des Fastens vermehrt produziert (Fasten-Azidose), vor allem bei Übergewichtigen und Fleischessern, die bereits vor Fastenbeginn erhöhte Harnsäurewerte hatten. Zu erkennen am stark gelblich verfärbten Urin und am Geruch. Was tun? Viel trinken, Zitronenspalten lutschen und Basenpulver einnehmen (siehe auch Seite 40).

Haut

Bereits vorhandene Hautprobleme können sich in den ersten Tagen verstärken. Keine Sorge, sie verschwinden bald für lange Zeit vollständig! Generell wird die Haut während des Fastens schöner, das Bindegewebe strafft sich.

Hungergefühle

Können am ersten und zweiten Fastentag noch einmal kurz aufflackern. Das hilft: Viel trinken und den Einlauf machen. Hungergefühle bitte nicht mit Essensgelüsten oder Entzugserscheinungen von Rauchern und Gewohnheitstrinkern verwechseln.

Konzentration

Kann zwischendurch schwächer sein. Wer im Berufsalltag fastet, muss das wissen. Vor allem, wenn er einen Beruf ausübt, bei dem er Verantwortung für andere übernimmt. Machen Sie zwischendurch immer wieder mal ein kleine Pause!

Kopfschmerzen

Können in den ersten Fastentagen auftreten. Ursache: Die starke Entwässerung oder Entzugserscheinungen infolge von vorherigem regelmäßigen Kaffeekonsum im Alltag. Was tun? Viel trinken, entspannen, Einlauf machen.

Körpergeruch

Macht sich erst gegen Ende der ersten Fastenwoche bemerkbar. Ursache: Ausscheidungen über Haut und Lunge. Was tun? Verwenden Sie jetzt noch mehr Sorgfalt als sonst auf Körperhygiene, duschen Sie eventuell mehrmals täglich.

Kreativität

Steigt ab dem dritten bis vierten Fastentag. Sie bekommen Lust auf Neues, denken vielleicht über Veränderungen in Ihrem Leben nach. Nutzen Sie die Zeit für künstlerische Arbeiten, die Ihnen Spaß machen.

Kreislauf

Kann in der Anfangsphase etwas wacklig sein. Ursachen: Vorherige Überlastung; vielleicht sind Sie auch Hypotoniker und der Blutdruck ist stark abgesunken oder Sie haben gerade eine Grippe überwunden. Was tun? Hinlegen und die Beine hochlagern. Rosmarintee mit einem Teelöffel Honig trinken. Kurze Spaziergänge machen.

Kreuzschmerzen

Können in den ersten Tagen auftreten. Ursache: Entwässerung verspannter und Tonusänderung entschlackter Muskeln. Was tun? Schwimmen, Massage mit Lymphdrainage, feuchtwarme Auflagen.

Leistungsfähigkeit

Ist nach den Umstellungstagen gut. Einzige Einschränkung: Keine spontanen Krafteinsätze, sie könnten zu Kreislaufproblemen führen. Ausdauerleistungen werden gut vertragen. Zu empfehlen sind dosiertes Laufen, schnelles Gehen, Nordic Walking, Radfahren, Schwimmen, Wandern.

Medikamente

Haben eine verstärkte Wirkung während des Fastens und können die Abläufe sogar blockieren. Dies muss auch Ihr Arzt wissen, den Sie vor Fastenbeginn konsultieren sollten, wenn Sie nicht ganz gesund sind. Abführmittel, Beruhigungs- und Schlafmittel dürfen nicht genommen werden, da sie die natürlichen Heilkräfte behindern. Bei kleineren Beschwerden sind Heilpflanzen und Homöopathika zu empfehlen.

Merkfähigkeit

Kann während des Fastens etwas verschlechtert sein (was beim Fasten im Beruf unangenehm sein kann). Versuchen Sie während des Fastens extreme Anforderungen an die Konzentrationsfähigkeit eher zu umgehen.

Mundgeruch

Kann sich in der ersten Woche schwach bemerkbar machen. Ursache: Ausscheidungen über Lunge, Zunge und Mundschleimhäute. Was tun? Öfter Zähne putzen, aufgelöste Heilerde trinken, Zitrone lutschen, Kräuter kauen oder mit einer Kamillen- oder Arnikatinktur gurgeln.

Pille

Wie alle Medikamente wirkt auch die Pille nicht, wenn sie vor dem »Glaubern« eingenommen wird.

Rauchen

Sollte während des Fastens eingestellt oder zumindest reduziert werden. Nutzen Sie die Fastenwoche zur Nikotinentwöhnung. Raucher berichten immer wieder, dass die Zigarette während des Fastens nicht mehr schmeckt.

Reaktionen

Körperliche Reaktionen sind während des Fastens verlangsamt. Deshalb Vorsicht beim Autofahren (längerer Bremsweg), beim Treppensteigen und beim Hantieren mit Maschinen. Tipp: Steigen Sie doch einfach mal auf öffentliche Verkehrsmittel um.

Regelblutung

Bei manchen Frauen setzt die Regel außerplanmäßig ein oder fällt stärker als sonst aus. Deshalb: Vorsicht bei natürlicher Geburtenkontrolle! Prinzipiell ist jedoch gegen Fasten während der Regelblutung nichts einzuwenden.

Schlafstörungen (siehe auch Seite 34):

Der Fastende kommt mit weniger Schlaf aus. Nicht darüber ärgern – einfach annehmen. Das hilft bei Schlafstörungen: Wärmflasche für die kalten Füße, Schlaftees trinken, Kneipp'sche Ganzkörperwaschung.

Schwindel

Kann in den ersten Tagen auftreten: Ursache: Niedriger Blutdruck, Berufsstress, Schlafdefizit. Das hilft: Hinlegen und Beine hochlagern. Rosmarintee trinken.

Sehen

Die Sehschärfe kann etwas nachlassen. Ursache: Verminderter Augendruck. Normalisiert sich nach Beendigung des Fastens wieder. Besondere Vorsicht beim Autofahren ist wichtig.

Sexualität

Kann sich während des Fastens verändern – in Richtung mehr oder weniger Lust. Falls die Lust auf Sexualität nachlässt: Vielleicht entdecken Sie in dieser Zeit mit Ihrem Partner wieder die Freude am Kuscheln?

Sonnenbäder

Sind ein starker Reiz und sollten während des Fastens gut dosiert werden. Ein Zuviel kann zu vegetativen Störungen und Kreislaufproblemen führen. Tipp: Auch im Schatten können Sie eine wunderbare Sommerbräune erlangen!

Sport

Keine Sprints beim Fasten! Achten Sie auf Ihre Leistungsgrenze. Ausdauersport wird gut vertragen, soweit es die Kondition erlaubt. Beim Joggen locker traben, dazwischen Geh-Intervalle einlegen.

Stimmungsschwankungen

Kommen während des Fastens hin und wieder vor. Ursache: Seele und Geist fasten mit. Was tun? Ausgedehnte Spaziergänge, ein Gespräch mit Freunden, aufschreiben, was Sie bedrückt.

Träume

In der Zeit des Fastens kommt auch seelischer Ballast hoch. Das wird in den nächtlichen Träumen deutlich. Tipp: Schreiben Sie das Geträumte auf und sprechen Sie mit einem Freund/einer Freundin darüber.

Unruhige Beine

Betroffen davon sind meist Fastende, die durch die Einnahme von Abführ- oder Entwässerungsmitteln mit einem Kalium- oder Magnesiummangel ins Fasten gegangen sind. Hier ist ein Esslöffel Basenpulver aus der Apotheke zu empfehlen, das diese Mineralstoffe enthält. Auch Kneipp-Anwendungen wie Beingüsse und Wassertreten helfen.

Urin

Ist in den ersten Tagen stark gelblich gefärbt und riecht penetrant. Ursache: Der Organismus entgiftet. Es fällt mehr Harnsäure an. Tipp: Täglich eine Zitrone in Spalten schneiden und lutschen oder ins Wasser geben. Viel trinken.

Zunge

Ist beim Fasten und in der Aufbauzeit belegt – grau bis gelblich. Bei starken Rauchern wird sie nach 14 Tagen dunkel bis schwarz, wegen des Teers, der ausgeschieden wird. Was tun? Mit der Zahnbürste Belag entfernen und öfter den Mund spülen.

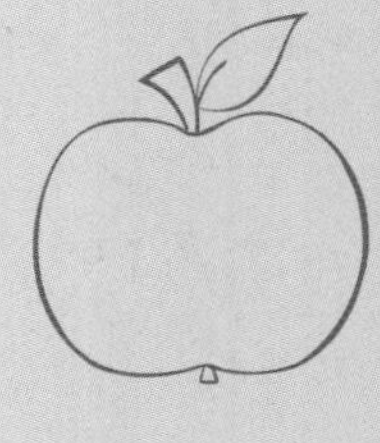

Umschalten von Essen auf Fasten

Bevor Sie ins Fasten einsteigen, noch ein paar Zeilen Fastenphysiologie zum besseren Verständnis der Vorgänge, die unseren Organismus veranlassen, von Essen auf Ernährung von innen umzustellen.

Erster Schritt: Die richtige Einstellung gewinnen. Sie wissen bereits, dass Sie die angeborene Fähigkeit zum Fasten besitzen, sie muss lediglich aktiviert und eingeübt werden. Vertrauen Sie dabei auf die Selbstregulierungskräfte des Körpers. Sie werden quasi auf »Autopilot« geschaltet, eine Innensteuerung, der Sie sich ganz überlassen können. Mental bereiten wir uns auf das Fasten vor, indem wir unserem Körper Bereitschaft signalisieren: »Ich will fasten«. Das ist wichtig, denn ohne unseren Willen geschieht nichts!

Zweiter Schritt: Darmentleerung. Am Entlastungstag haben wir nur noch wenig gegessen: Reis, Kartoffeln, Obst, leichte Kost, die den Magen entlastet und beim Entwässern hilft. Am darauf folgenden Morgen, es ist der erste Fastentag, trinken wir den »Glaubertrank«, das sind 30 oder 40 Gramm in einem halben bis dreiviertel Liter Wasser aufgelöstes Glaubersalz (Natriumsulfathydrat). Durch den chemischen Reiz des Getränks kommt es zu einer ultimativen Entleerung des Dünn- und Dickdarms – für den Organismus das »Codewort«, auf Fasten umzuschalten.

Bei Übergewichtigen entwässert das Glaubern stark, was die Waage als Gewichtsverlust bis zu zwei Kilo anzeigt. Wird der Darm nicht vollständig entleert, kann sich die Umstellung etwas verzögern. Wir helfen in solchen Fällen nach, indem wir am Abend den Einlauf machen und so den Darm noch einmal gründlich reinigen. Jetzt gibt es nichts mehr zu holen, der Körper schaltet endgültig auf Ernährung von innen um, die Produktion von Magensäure und anderen Verdauungssäften wird gedrosselt und schließlich eingestellt. Der gesamte Verdauungsapparat ruht für die Zeit des Fastens – das Hungergefühl erlischt (siehe auch »Die Darmreinigung«, Seite 58).

Wichtig für Erstfaster

Sollte der Bauch nach der Einnahme des Glaubertranks kneifen, ist das kein Grund zur Besorgnis. Trinken Sie zusätzlich einen Pfefferminz-Kamillen-Tee und legen Sie anschließend eine Wärmflasche auf den Bauch, das hilft!

Wichtig für Erstfaster

Das erste »Aha«-Erlebnis beim Fasten – nichts zu essen und dabei keinen Hunger zu haben – stärkt Ihr Selbstbewusstsein und Ihr Vertrauen ins Fasten. Sie gewinnen an Sicherheit, denn Sie wissen jetzt aus eigener Erfahrung, dass Leben ohne feste Nahrung für eine gewisse Zeit möglich ist.

Erstes Erfolgserlebnis

Sobald die Umstellung gelungen ist und Sie kein Hungergefühl mehr verspüren, geht es Ihnen von Tag zu Tag besser. Sie merken, dass Ihnen neue Kraft zuwächst und Sie wieder Lust auf Bewegung bekommen. Ursache ist ein Energiegewinn, der sich einfach erklären lässt: Es sind jene 30 Prozent Energieaufwand, die der Organismus normalerweise für die Verdauung braucht und die Ihnen jetzt für andere Aktivitäten zur freien Verfügung stehen.
Nützen Sie diesen Energie-Zugewinn für Wanderungen und ausgedehnte Spaziergänge, zum Schwimmen und Radfahren, aber auch für Beschäftigungen, die Sie im Alltag immer wieder aufgeschoben haben: etwa Briefe schreiben, Musik hören, ein interessantes Buch lesen.

Ganzheitlich fasten

Fasten ist ein Geschehen, das Körper, Geist und Seele gleichermaßen erfasst. Beim Fasten stellen wir um – von Ernährung von außen auf Ernährung von innen. Dieser Umschaltprozess hilft uns auch dabei, vom Zustand des Außer-sich-Seins, wie er im Stress des Alltags erlebt wird, zur Mitte unseres Selbst zu kommen. Diese Wende nach innen macht offen und hellsichtig. Mahatma Ghandi, der ein großer Verfechter des Fastens war, meinte, er könnte auf das Fasten ebenso wenig verzichten wie auf die Augen: »Was die Augen für die äußere Welt sind, ist das Fasten für die innere«.
In den Fastenkursen erleben wir immer wieder, dass die Teilnehmer(innen) intuitiv das Schweigen und die Stille suchen. Sie wollen allein sein, um mit sich ins Reine zu kommen. Der Kopf kommt zur Ruhe, Sie spüren sich selbst besser, sind gelassener und offener. Beim Fasten werden wir auch sensibler für Sinneswahrnehmungen. Fastende berichten, dass sie Gerüche wieder so intensiv erleben wie in ihrer Kindheit. Auch Farben und Formen werden neu wahrgenommen. Dr. Otto Buchinger, der deutsche Fastenpionier, beobachtete bei seinen Patienten: »Eine Art Lösung und Lockerung verkrampften seelischen Gefüges ist erkennbar, eine Klärung der Lage und eine höhere Feinfühligkeit.«

Fasteneuphorie

Wer schon einmal gefastet hat, weiß, wie das ist: Im Verlauf der Fastenwoche hebt sich die Stimmungslage, ja es kommt sogar ein Gefühl von Euphorie auf. Ursache dafür, fanden Wissenschaftler der Universität Göttingen heraus, ist das serotonerge System, eine Ansammlung von Nervenzellen im Mittelhirn, das den Botenstoff Serotonin ausschüttet. Ab dem vierten bis fünften Fastentag steigt die Substanz des »Glückshormons« und mit ihr das Hochgefühl. Die Göttinger Wissenschaftler entdeckten auch, dass ein hoher Kortisolspiegel – typisch für Personen, die für längere Zeit unter stärkerem psychischen Druck stehen – während des Fastens auf normale Werte absinkt. So wurden Probanden, die sonst eher als verschlossen galten und nichts an sich heranließen, wesentlich offener, freundlicher und zugänglicher.

Fasten macht glücklich

Eine vermehrte Ausschüttung des Hormons Serotonin beim Fasten bewirkt, dass wir uns zeitweise in regelrechter Hochstimmung befinden.

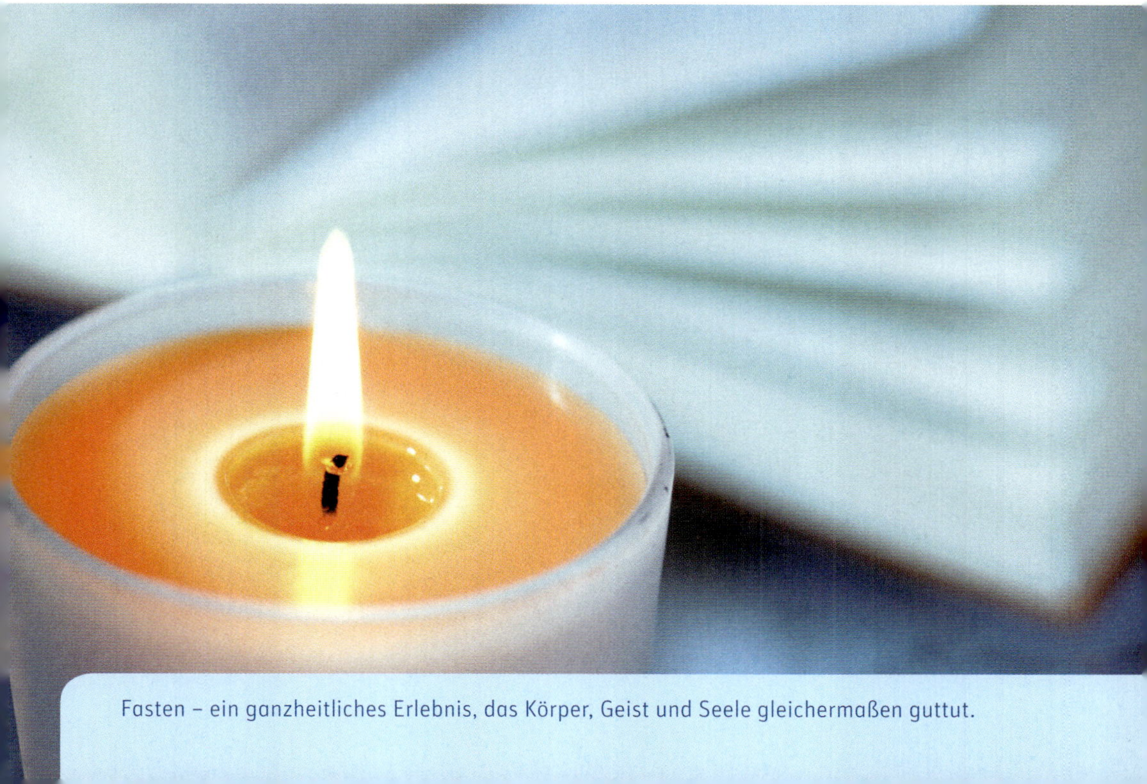

Fasten – ein ganzheitliches Erlebnis, das Körper, Geist und Seele gleichermaßen guttut.

2 Fasten – Praxis

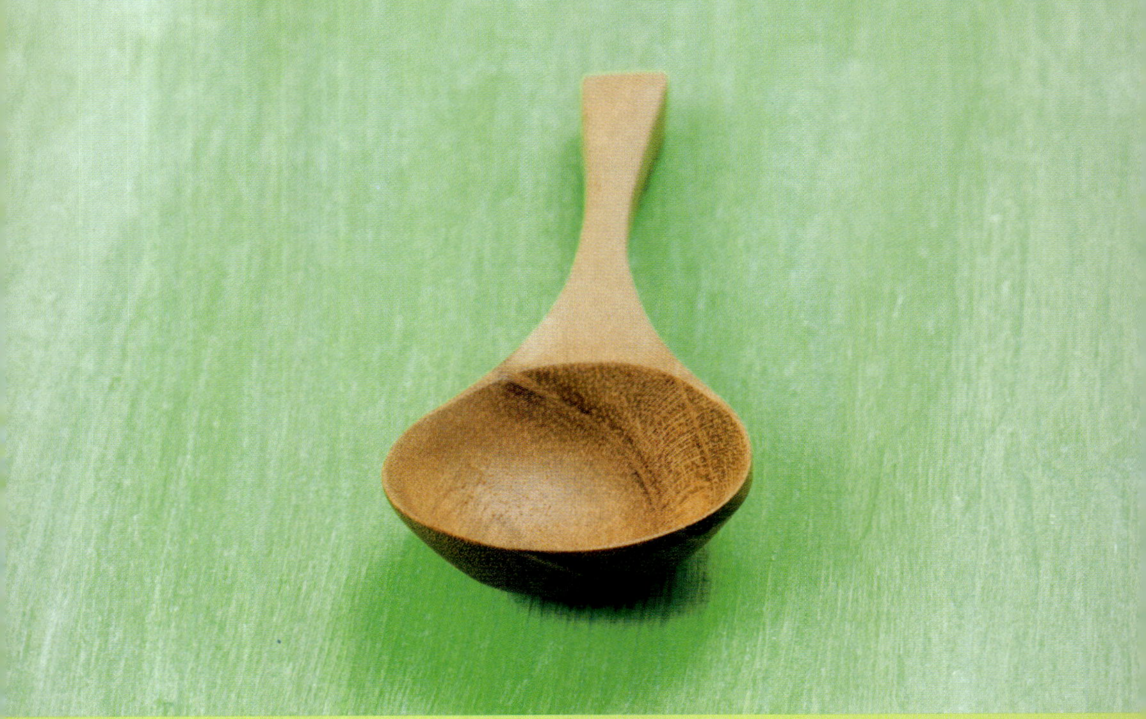

Für einen sanften Einstieg ins Fasten ist es wichtig, dass Sie langsam von Ihren alten Ernährungsgewohnheiten Abschied nehmen und vor dem Fasten einen Entlastungstag einlegen. Dieser Abschnitt des Buches macht Sie mit allem vertraut, was Sie für ein erfolgreiches Fasten und

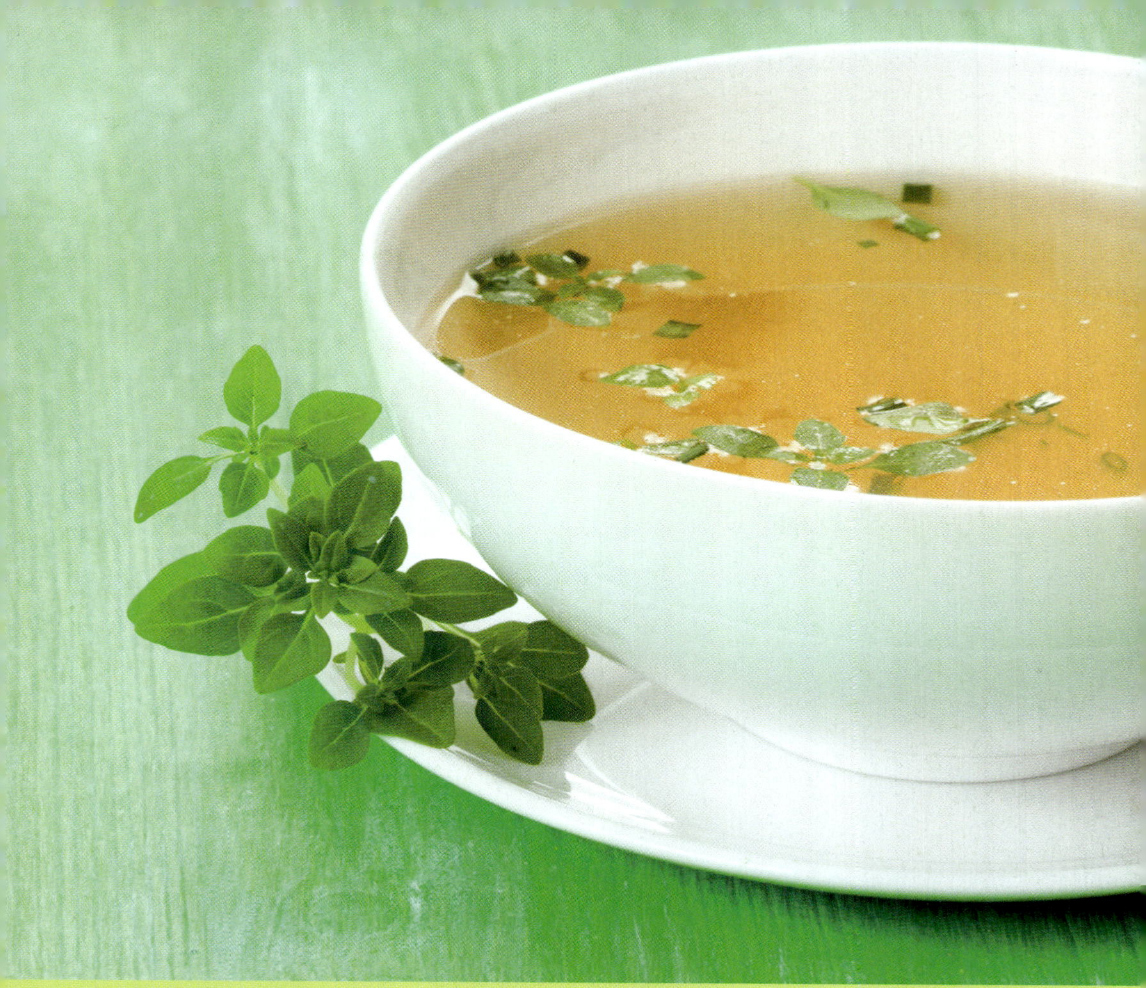

die anschließenden Aufbautage brauchen. Dazu gehören ein detaillierter Fahrplan für jeden Tag, eine exakte Anleitung zur Darmreinigung ebenso wie Rezepte für die Fasten- und Aufbautage – kurz, alles, was für den harmonischen Verlauf der Fastenwoche wichtig ist!

Zeit zur Besinnung: die Fastentage

Nach dem Entlastungstag und dem »Glaubern« beginnt das Fasten: Ihr Körper arbeitet von jetzt an auf Sparflamme, als Folge davon sinkt der Blutdruck etwas ab. Nehmen Sie sich in den folgenden Tagen Zeit für sich. Wechseln Sie ab zwischen Bewegung und Entspannung und versuchen Sie Ruheinseln im Alltag zu schaffen. Der Fastenplan für jeden Tag hilft Ihnen dabei.

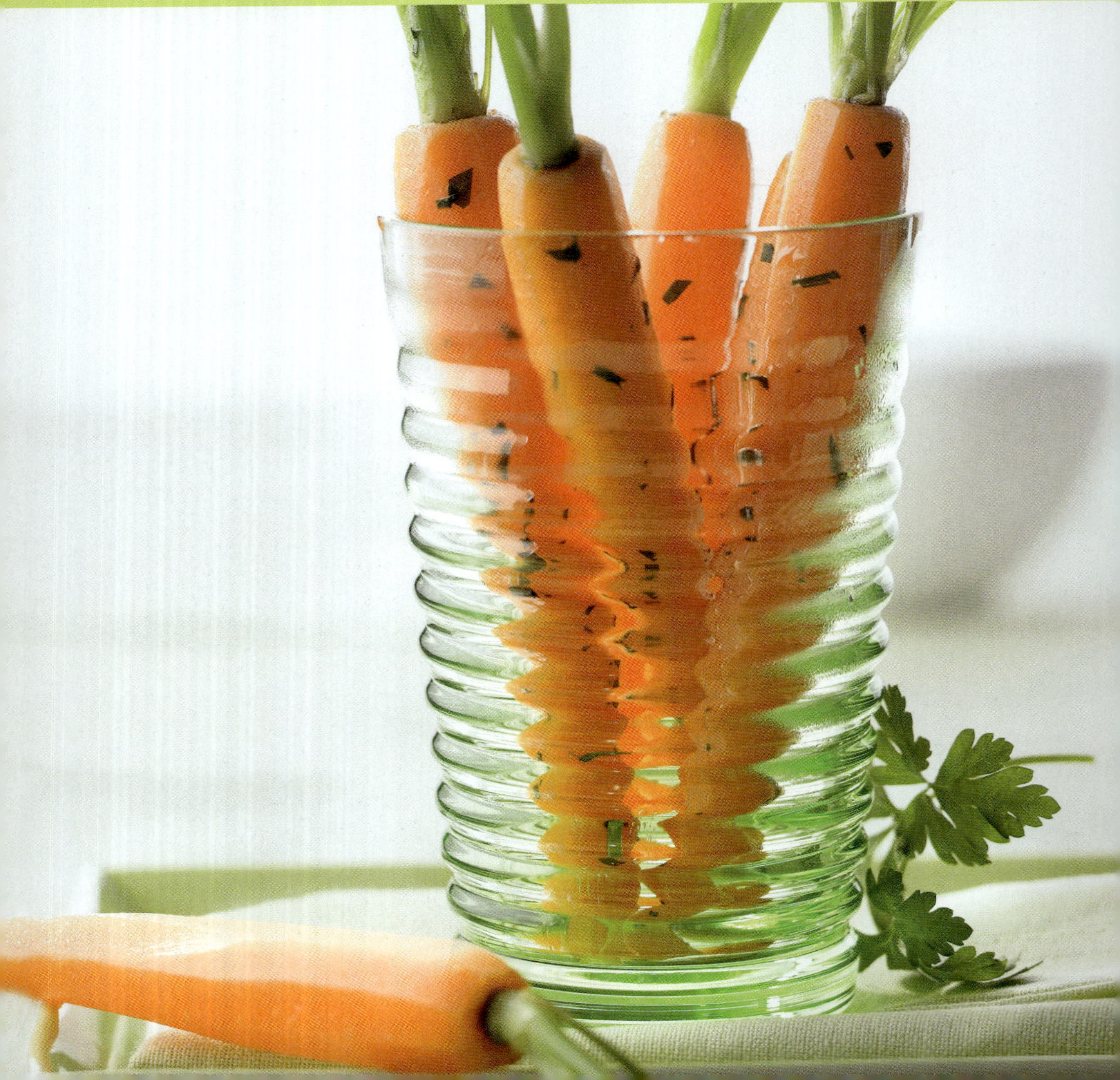

Welche Vorbereitungen müssen Sie treffen?

Wer fastet, ändert vorübergehend sein gewohntes Leben. Der gewohnte Tagesablauf wird von Fasten-Tagesplänen und den Fasten-Regeln abgelöst.

Zu den Vorbereitungen gehören der Einkauf der Fastenverpflegung und des Fastenzubehörs in der Vorwoche, aber auch das Reinen-Tisch-Machen am Entlastungstag (siehe rechte Spalte). Legen Sie alles bereit – egal, ob Sie zu Hause fasten oder den Koffer für die Reise in die Fastenferien packen. Den Einkauf für die Aufbautage sollten Sie am letzten Fastentag machen, damit am ersten Aufbautag frisches Obst und Gemüse im Haus ist.

Wenn Sie verreisen möchten

Bei der Wahl der Unterkunft für eine Ferien-Fastenwoche ist ein ruhiges Privatquartier meist besser für die Bedürfnisse eines Fastenden geeignet als ein Drei- oder Vier-Sterne-Hotel, in dessen Mittelpunkt Essen und laute Geselligkeit stehen. Ereignisse, die sich mit den Bedürfnissen eines Fastens nur schwer vereinbaren lassen. Bei der dfa (Deutsche Fastenakademie) und erfahrenen Fastenleitern können Sie richtige Wohlfühlquartiere in Erfahrung bringen (siehe Adressen Seite 120).

Checkliste für den Reisekoffer

Falls Sie eine Ferien-Fastenwoche planen, benötigen Sie: Richtige Kleidung – und zwar für jedes Wetter – Sport- und Wanderschuhe und ein Einlaufgerät mit Darmrohr (siehe Seite 59).

- Einlaufgerät (Irrigator)
- Wärmflasche
- Thermoskanne
- 1 kleines Leinenhandtuch
- Sportschuhe, Wanderschuhe
- Sportanzug, Sportshirts
- Regenschutz (Hose, Jacke, Hut)
- warme Unterwäsche
- warme Socken
- dickere Pullover

Wichtig für Erstfaster

Wenn Sie zu Hause fasten, sollten Sie vor Beginn der Fastenwoche vorsorglich »reinen Tisch« machen, d. h.

- ☐ Besorgungen erledigen, Termine absagen, Freunde und Verwandte informieren
- ☐ Kühlschrank räumen, Lebensmittel, die verderben könnten, an Nachbarn oder Freunde verschenken
- ☐ alkoholische Getränke und Limonaden im Keller verstauen
- ☐ Süßigkeiten wie Schokolade, Kuchen, Bonbons verschenken
- ☐ Zigaretten, Zigarren, Pfeife verpacken und wegschließen.

Die Fastenwoche im Überblick

Da unser Organismus im Fasten mit »Sparprogramm« läuft, hat sich in dieser Zeit ein fester Tagesrhythmus bewährt. Versuchen Sie, den Tagesablauf mit Bewegungs- und Ruhephasen die ganze Fastenwoche beizubehalten.

Tag	Suppen – Säfte – Tees	Bewegung	Pflichtübungen
Entlastungstag	Am Entlastungstag nur leichte Kost: Einfache Gerichte mit Kartoffeln, Reis, Gemüse. Oder Obst und Sauermilchprodukte. Viel Wasser trinken. Und Tees zum Entwässern.	Viel Bewegung an der frischen Luft machen. Dazwischen Ruhephasen. Bei Fastenferien Urlaubsort und Umgebung erkunden.	Viel Wasser trinken. Bewegung an frischer Luft. Abstand von Beruf und Alltag gewinnen.
1. Fastentag/ Glaubertag	Glaubern entwässert. Deshalb heute besonders viel trinken: 2–3 l Wasser und Pfefferminz-Kamillen-Tee. Mittags Hafersuppe (beruhigt Magen- und Darmschleimhäute). Abends Zinnkraut-Tee.	Aktives Erwachen und Morgengang. Vormittags kurze Spaziergänge. Nachmittags 1–2 h wandern. Unterwegs Ruhepausen.	Glaubern mit Darmentleerung. Morgengang. 2–3 l Wasser trinken. 1–2 Zitronen. Mittagsruhe und Leberwickel. Bewegung an frischer Luft.
2. Fastentag/ Umstellungstag	Tag mit Kreislauftee beginnen (Rosmarin oder Roibusch). Bei niedrigem Blutdruck kneippen. Mittags Gemüsesuppe. Abends Möhrensaft (mit 3 Tropfen Öl). Gute-Nacht-Tee: Lavendel mit Früchten.	Aktives Erwachen und Morgengang mit Gymnastik. Vormittags kurze Spaziergänge. Nachmittags 2 h wandern oder radeln. Anschließend Muskel-Dehnübungen.	Morgengang. 2–3 l Wasser trinken. 1–2 Zitronen, Mittagsruhe und Leberwickel. Viel Bewegung an frischer Luft, abends Einlauf machen.

Tag	Suppen – Säfte – Tees	Bewegung	Pflichtübungen
3. Fastentag/ Stabilisierungstag	Morgentee mit Birkenblättern oder Brennnesseln hilft beim Entwässern. Zu Mittag Gemüsesuppe mit Karottengeschmack. Abends Rote-Bete-Saft mit etwas Apfelsaft gemischt. Gute-Nacht-Tee: Melisse.	Aktives Erwachen und Morgengang mit Gymnastik. Vormittags kurze Spaziergänge. Nachmittags 2 h wandern oder radeln. Anschließend Muskel-Dehnübungen.	Einlauf machen, Morgengang. 2–3 l Wasser trinken, 1–2 Zitronen. Mittagsruhe und Leberwickel. Viel Bewegung an frischer Luft.
4. Fastentag/ Kreativtag	Morgentee: eine Mischung aus Wermut, Tausendgüldenkraut und Minze. Zu Mittag: Fastensuppe mit Tomatengeschmack. Abendtrunk: Orangensaft frisch gepresst. Gute-Nacht-Tee: Hopfenblüten.	Aktives Erwachen und Morgengang mit Gymnastik. Vormittags kurze Spaziergänge. Nachmittags 2–3 h wandern oder radeln. Anschließend Muskel-Dehnübungen.	Einlauf machen, Morgengang. 2–3 l Wasser trinken. 1–2 Zitronen, Mittagsruhe und Leberwickel. Viel Bewegung an frischer Luft.
5. Fastentag/ Einkehrtag	Morgentee: grüner Tee oder Matetee. Zu Mittag: Gemüsesuppe mit Korn. Abendtrunk: 2/3 Möhrensaft mit 1/3 Apfelsaft. Gute-Nacht-Tee: Früchtemischung.	Aktives Erwachen und Morgengang mit Gymnastik. Vormittags kurze Spaziergänge. Nachmittags 2–3 h wandern oder radeln. Anschließend Muskel-Dehnübungen.	Einlauf machen, Morgengang. 2–3 l Wasser trinken. 1–2 Zitronen, Mittagsruhe und Leberwickel. Viel Bewegung an frischer Luft.
6. Fastentag/ 1. Aufbautag	Morgentee: Pfefferminze mit etwas Kamille. Vormittag: Fastenbrechen mit Apfel. Mittag: Kornsuppe mit Knäckebrot. Abends: Buttermilch mit 2 Scheiben Knäckebrot und Quark. Gute-Nacht-Tee: Honigbusch.	Aktives Erwachen und Morgengang mit Gymnastik. Vormittags kurze Spaziergänge. Nachmittags 2–3 h wandern oder radeln. Anschließend Muskel-Dehnübungen.	Kein Einlauf, Morgengang, 2 l Wasser trinken. 1 Zitrone. Mittagsruhe und Leberwickel. Viel Bewegung an frischer Luft.

Einkaufsliste für die Fastentage

Das Fastenzubehör und die Zutaten zur Fastenverpflegung am besten in den Tagen vorher besorgen. Bei Gemüse, Obst, Säften und Tees sollten Sie biologisch erzeugten Produkten den Vorzug geben.

Aus der Apotheke oder Drogerie benötigen Sie...

- □ 30 oder 40 Gramm Glaubersalz (körnig)
- □ Einlaufgerät (mit Darmrohr)
- □ 1 Päckchen Basenpulver
- □ 1 Päckchen Heilerde (zum Trinken)
- □ 1 Packung Haferflocken
- □ 1 Päckchen Leinsamen (geschrotet)
- □ verschiedene Sorten Tee (je 50 Gramm)
- □ 1 Fläschchen Hautöl
- □ 1 Trockenbürste (oder Bürstenhandschuh)

Vom Markt, aus dem Bioladen oder der Bioecke im Supermarkt:

- □ 5 ungespritzte Zitronen
- □ 1 Glas Honig (vom Imker)
- □ 1 Liter frische Molke oder 1 Päckchen Molkepulver
- □ 1/2 Liter Buttermilch

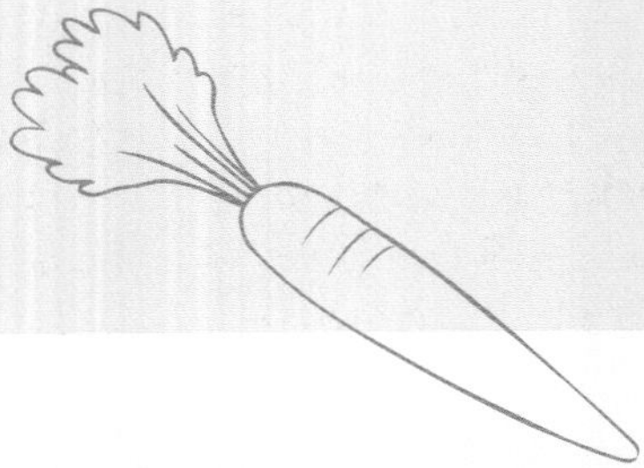

Für die Fastensuppe:

(Bedarf für 2 Tassen: etwa 1/2 Kilo Gemüse):

- □ Kartoffeln
- □ Möhren
- □ Sellerie
- □ Petersilienwurzel
- □ Tomaten
- □ Zucchini
- □ Petersilie
- □ Liebstöckel (Maggikraut)

Für die Obst- und Gemüsesäfte:

(Tagesbedarf: 1/4 Liter gepresster Saft)

- □ Orangen
- □ Äpfel
- □ Ananas
- □ Möhren
- □ Sellerie
- □ Rote Bete

Wenn Sie keine Gelegenheit haben, sich die Obst- und Gemüsesäfte frisch zu pressen, besorgen Sie sich stattdessen Bio-Fertigsäfte aus Reformhaus oder Apotheke.

Die Umstellung beginnt: der Entlastungstag

Vor dem Fasten steht der Entlastungstag. Er ist wichtig als Zäsur zwischen dem hektischen Alltag und der besinnlichen Zeit des Fastens. Wer den Entlastungstag mit Ernsthaftigkeit begeht, wird leichter die richtige Einstellung für die kommenden Tage finden – auch die Umstellung auf ein Leben ohne Nahrung wird ihm besser gelingen.

Nehmen Sie sich Zeit für sich!

Werfen Sie Ballast ab, machen Sie sich frei von allem, was Sie im Alltag begleitet hat und den Erfolg des Fastens gefährden könnte: Berufsstress, Konsumzwänge, Lärm und Reizüberflutung durch die Medien. Und verzichten Sie schon am Entlastungstag auf Genussmittel wie Alkohol, Nikotin, Kaffee und Süßigkeiten. Fasten ist eine Zeit der inneren Einkehr und der Selbstbesinnung. Machen Sie Spaziergänge, lesen Sie im Fastenbuch oder schlafen Sie sich aus, falls Sie Nachholbedarf haben.

Diese Maßnahmen sind sinnvoll als Vorsorge gegen Versuchungen, zeigen aber auch als symbolische Handlung ihre Wirkung. Ihre Botschaft lautet: Ich verzichte ab sofort auf alles, was nicht lebensnotwendig ist. Und ich begreife Fasten als Chance, Verzicht auszuüben, versuche für eine Woche einmal ohne die »Krücken« unseres Lebens auszukommen.

Fasten heißt, in die Stille gehen, zu sich selbst finden.

Noch leichter gelingt der Einstieg ins Fasten, wenn Sie bereits drei Tage früher auf fleischlose Kost umsteigen und den Genussmittelkonsum allmählich reduzieren: Das Rauchen einschränken, Tee statt Kaffee trinken, weniger Kuchen und andere Süßigkeiten essen. Legen Sie sich fest: Sprechen Sie mit der Familie und mit Freunden über Ihr Vorhaben.

Den Magen aufs Fasten einstimmen: Reduktionskost

Am Entlastungstag gibt es noch etwas zu essen, allerdings nur kleine Portionen und leichte Kost, die den Magen nicht belastet. Dafür trinken wir viel: Zwei bis drei Liter Flüssigkeit, bestehend aus Tees, Säften und Wasser.

Besonders zu empfehlen sind Gerichte aus Kartoffeln, Vollreis und Gemüse; diese Lebensmittel entwässern und sind in ihrer Wirkung basisch. Für zwischendurch Joghurt und Knäckebrot und Bio-Obst der Saison. Hier eine kleine Auswahl fürs Mittagessen:

Reduktionskost (wählen Sie aus):

- Wildreis mit Gemüsearten wie Erbsen, Möhren, Brokkoli, Zucchini
- Pellkartoffeln mit etwas Butter und Kräuterquark
- Frischkost aus Wurzelgemüse (fein geraspelt) und Blattsalaten mit Joghurt-Dressing
- Vollkornmüsli mit Trockenfrüchten (Pflaumen, Datteln oder Feigen) und Nüssen
- Kartoffelsuppe mit etwas Möhren, Lauch und Petersilienwurzel
- Gemüsesuppe mit verschiedenen Gemüsearten nach Saisonangebot

Am frühen Abend, d. h. nicht später als 18 Uhr, gibt es noch einen kleinen Imbiss mit Joghurt oder Buttermilch (mit 1 Esslöffel Leinsamen), Tee, ein paar Scheiben Knäckebrot und Obst.

Für alles, was Sie am Entlastungstag essen, gilt: wenig salzen, mit Kräutern und Hefeflocken würzen, scharfe Gewürze meiden, wenig Fett verwenden, Zucker weglassen.

Diese Reduktionskost kann auch später im Alltag für Sie eine Entlastung sein, vor allem dann, wenn Sie am Vortag Ihrem Magen durch eine üppige Mahlzeit zu viel zugemutet haben.

Wichtig für Erstfaster

Jetzt ist Zeit, sich noch einmal mit Ängsten und Vorurteilen auseinander zu setzen. Dass beim ersten Fasten Zweifel aufkommen können, ist normal – schließlich ist Fasten eine Selbsterfahrung: Nur wer selber schon einmal gefastet hat, weiß, was es wirklich bedeutet. Vertrauen Sie den Fähigkeiten Ihres Körpers und den Erfahrungen von Millionen Menschen, die bereits vor Ihnen erfolgreich gefastet haben.

Fastenverpflegung

Nährstoffe für den Körper: die Fastensuppe

Beim Fasten nach Dr. med. Lützner nehmen wir nur Flüssiges zu uns. Auch die Fastensuppe ist eine dünnflüssige Brühe, die keine festen Bestandteile enthält. Grundlage ist Biogemüse aus dem aktuellen jahreszeitlichen Angebot, Bio-Vollkorn und Bio-Vollreis.

Die Gemüsesuppe wirkt basisch, enthält wertvolle Inhaltsstoffe und fördert die Ausscheidungen. Hafer- und Reissuppe ist vor allem bei Magen-Darm-Empfindlichkeit (Blähungen, Sodbrennen) zu empfehlen. Die Fastensuppe löffeln oder trinken Sie am besten zu Mittag (ein bis zwei Tassen) als warme »Mahlzeit«, was als wohltuend empfunden wird. Gleich im Anschluss daran ist Mittagsruhe und Zeit für den Leberwickel.

Gemüsesuppe

1/2 kg Biogemüse pro Person mit der Bürste reinigen und in 2 bis 3 cm große Stücke schneiden. In 1/2 Liter Wasser aufsetzen und 30 bis 40 Minuten kochen. Anschließend abseihen und die Brühe mit Hefeflocken und fein gehackten frischen Kräutern oder einer Prise Salz würzen.

Tipp:
Damit die Suppe nicht immer gleich schmeckt, können Sie jeden Tag von einer anderen Gemüsesorte eine kleine Menge durch ein Sieb passieren und in die klare Brühe rühren.
Eine andere Geschmacksvariante: Kochen Sie 2 Esslöffel grob geschroteten Dinkel, Weizen oder Einkorn in der Fastensuppe mit.

Hafersuppe

2 Esslöffel grob geschroteten Hafer in 1/2 Liter Wasser geben und 5 Minuten kochen. 10 Minuten ziehen lassen, dann durch ein Sieb streichen. Mit einer Prise Salz, 1 Teelöffel Honig oder Birnensirup süßen oder mit frischen Kräutern bzw. Obst- oder Gemüsesaft würzen.

Reissuppe

Zubereitung wie Hafersuppe. Kochdauer je nach Reissorte: 15 bis 20 Minuten. Danach etwas ziehen lassen.

Obst- und Gemüsesäfte

Die zweite flüssige »Mahlzeit« des Fastentages, den »Abendtrunk«, nehmen wir zwischen 18 und 19 Uhr zu uns.
Obst- und Gemüsesäfte: Bevorzugen Sie Obst- und Gemüsesorten, die der Jahreszeit entsprechend angeboten werden, und zwar aus kontrollierter biologischer Erzeugung. Frisch gepresste Säfte sind zu bevorzugen: Sie schmecken wesentlich besser und enthalten ein Optimum an essentiellen Nährstoffen. Wer keine Saftpresse besitzt, besorgt sich Bio-Fertigsäfte aus Reformhaus oder Apotheke. Wählen Sie aus, was Ihnen gut schmeckt: Möhren, Rote Bete, Tomaten, Sellerie, Äpfel, Orangen, Ananas. Wenn Ihnen die Obstsäure nicht so gut bekommt, geben Sie 1 Esslöffel ganze Leinsamen dazu, die vorher 1 Stunde in Wasser eingeweicht waren.

Bewährte Saftmischungen sind

- 2/3 Möhrensaft und 1/3 Apfelsaft (dazu 3 Tropfen kalt gepresstes Pflanzenöl aus biologischer Erzeugung)
- 3/4 Rote-Bete-Saft und 1/4 Apfelsaft
- 2/3 Selleriesaft und 1/3 Tomatensaft

Alle Säfte werden mit Wasser verdünnt: 1/4 Liter Saft mit 1/4 Liter Leitungswasser oder natürlichem Mineralwasser (handwarm) gestreckt langsam trinken, jeden Schluck bewusst genießen.

Molke

Molkefasten hat eine lange Tradition und wurde vor allem auf Schweizer Almen praktiziert. Wer frische Molke (eine Art »Abfallprodukt« bei der Quarkherstellung) bekommen kann, sollte über den Tag verteilt ein bis zwei Glas davon trinken (wenn sie von weißlicher Farbe ist, mit 1/4 Liter Wasser verdünnen). Molke enthält rechtsdrehende Milchsäure, Mineralien, Vitamine und jede Menge wichtige bioaktive Substanzen. Es gibt auch Molkepulver, das man mit Wasser zu einem Molkegetränk anrühren kann. Es schmeckt etwas anders und sein Gehalt an essentiellen Inhaltsstoffen ist deutlich geringer.

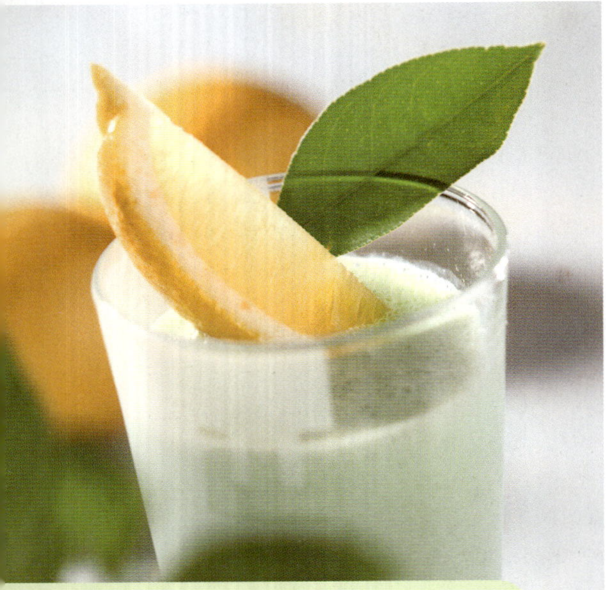

Frische Molke, ein Genuss in der Fastenzeit. Auch als Mixgetränk mit etwas Obstsaft.

Honig als Medizin

Manchmal ist die Versuchung sicher groß, sich mit ständigem Honiggenuss die Fastentage zu versüßen, doch Sie tun sich damit nichts Gutes: Honig gelangt sehr schnell ins Blut, was zu einer vermehrten Insulinausschüttung und gleich darauf zu einer Unterzuckerung führt. Verwenden Sie Honig beim Fasten möglichst nur als Medizin – richtig dosiert – bei Unpässlichkeiten wie starkem Blutdruckabfall, Kreislaufschwäche oder bei depressiver Verstimmung. Zweimal am Tag 1 Teelöffel Honig in nicht zu heißem Tee auflösen und schluckweise trinken.

Buttermilch

Aus biologischer Erzeugung (und möglichst mit rechtsdrehender Milchsäure) kann Buttermilch bei anhaltendem Schwächegefühl und bei Leeregefühl im Magen regulierend wirken. Nehmen Sie bei Bedarf 1/2 Tasse Buttermilch zu sich, langsam und mit dem kleinen Löffel.

Zitrone

Die gelbe Südfrucht schmeckt sauer, wirkt aber basisch, weshalb ihr Saft zur Pufferung der im Fasten vermehrt anfallenden Harnsäure verwendet wird. Schneiden Sie ein bis zwei Zitronen in Spalten und lutschen Sie den Saft aus oder geben Sie den ausgepressten Saft ins Wasser.

Fastentees

Fastentees unterstützen das Entwässern und die Ausscheidung, stabilisieren den Kreislauf und sorgen für einen besseren Schlaf. Außerdem unterstützen sie den Fastenstoffwechsel, liefern wichtige Vitamine und Mineralstoffe und heben unser Wohlbefinden, indem sie uns wärmen. Fastentees sind bis auf wenige Ausnahmen Heilpflanzentees und müssen, um ihre positive Wirkung zu entfalten, richtig dosiert werden. Wir empfehlen etwas weniger als sonst zu nehmen, denn die Wirkung der Heilpflanzeninhaltsstoffe verstärkt sich beim Fasten.

Wichtig für Erstfaster

Wenn Sie wenig Erfahrung mit Tees haben, probieren Sie am besten die verschiedenen Sorten aus und trinken dann die Mischung, die Ihnen am besten bekommt und schmeckt.

Wissenswertes über Heilpflanzentees:

- Fastentees werden aus Blättern, Rinden, Früchten, Samen oder Wurzeln hergestellt.
- Die Zubereitungsart ist unterschiedlich: Es gibt den Kaltansatz, den Aufguss und das Aufkochen. Bei der Dosierung gilt als Faustregel: 1 bis 2 Teelöffel pro 1/4 Liter Wasser.
- Getrocknete Heilpflanzen (in der Fachsprache »Drogen«) erhalten Sie in der Apotheke. Die Apotheker garantieren Ihnen, dass Sie Qualitätsware aus kontrolliertem biologischen Anbau bekommen, und bereiten Ihnen auch die Teemischung zu.

Fastentees können auf folgende Arten zubereitet werden:

Kaltansatz: (z. B. Schleimdrogen): Droge mit kaltem Wasser übergießen und zugedeckt 8 Stunden ziehen lassen. Dann erwärmen und abseihen.

Aufkochen: (z. B. Wurzeln, Rinden): Droge mit kaltem Wasser übergießen, nach dem Aufkochen vom Herd nehmen und zugedeckt 5 Minuten ziehen lassen.

Aufguss: Wasser zum Kochen bringen und über Droge gießen. Wie angegeben 2 bis 20 Minuten ziehen lassen.

Auf der nächsten Seite finden Sie viele Ideen für die Kombination der Kräuter zum passenden Fastentee.

Fastentees – Zubereitung und Anwendung

Trinken Sie möglichst nicht mehr als zwei bis drei Tassen von einer Teesorte und probieren Sie die angebotenen Tees und Teemischungen im Laufe der Fastenwoche aus. So können Sie feststellen, welcher Ihnen am besten schmeckt.

Kreislauftee

Zur Anregung bzw. Stabilisierung des Kreislaufs und bei vegetativen Störungen. Als Morgentee, nach der Fastenwanderung oder bei Bedarf.

Rosmarin	Aufkochen	2 TL	5 Min.
Weißdorn	Aufguss	1 TL	20 Min.
Roibuschtee	Aufguss	1 TL	2 Min.
Matetee	Aufguss	1 TL	5 Min.

Entwässerungstee

Zur Unterstützung der Nierenfunktion und Förderung der Ausscheidung. Am Vormittag, vor oder nach der Fastenwanderung.

Birkenblätter	Aufguss	2 TL	10 Min.
Brennnessel	Aufguss	2 TL	5 Min.
Ackerschachtelhalm	Aufguss	1 TL	20 Min.

Magen-Darm-Tee

Bei Magenproblemen während des Fastens, wie Aufstoßen und Blähungen.

Teemischung aus **1/3 Anis, 1/3 Fenchel** und **1/3 Kümmel**	Aufguss	1 TL	20 Min.
Teemischung aus **2/3 Pfefferminze, 1/3 Kamille**	Aufguss	1 TL	10 Min.

(Nicht länger als zwei Wochen trinken.)

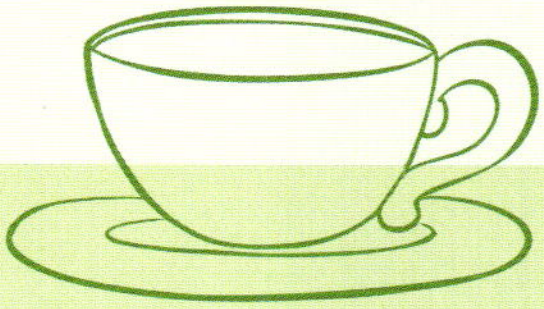

Leber-Galle-Tee

Zur Unterstützung der Leberarbeit.

Teemischung aus **1/2 Wermut** und **1/2 Pfefferminze**	Aufguss	1 TL	5 Min.

(Nicht länger als zwei Wochen trinken. Für Schwangere nicht geeignet.)

Mariendistelsamen	Aufguss	1 TL	10 Min.

Schlaf- und Beruhigungstee

Als Schlaftees oder bei Unruhe und Nervosität. Vor dem Schlafengehen oder tagsüber.

Melisse	Aufguss	2 TL	5 Min.
Lavendel	Aufguss	2 TL	10 Min.
Hopfenblüten	Aufguss	2 TL	10 Min.

Erfrischungstee

Fürs Wohlbefinden und zur Vitaminzufuhr. Auf der Fastenwanderung, am Vormittag oder für die Fastennacht.

Hagebutte	Aufkochen	2–3 TL	5 Min.
Zitronengras	Aufguss	3 TL	5 Min.
Früchtetee-Mischung	Aufkochen	2–3 TL	5 Min.
Grüner Tee	Aufguss	1 TL	5 Min.

Die Darmreinigung

Damit der Körper von der Nahrungsaufnahme auf Fasten umschalten kann, muss zunächst eine Darmentleerung eingeleitet werden. Dies geschieht mit Hilfe von Glaubersalz oder einem Einlauf. Es gibt auch sanftere Abführmittel wie Laxoberal oder Passage FX-Salz, die jedoch schwächer wirken und mehr Geduld erfordern.

Ein besonderer Vorteil einer gründlichen Darmreinigung: Die Umstellung von Essen auf Fasten gelingt schneller.

Das Glaubern

Als »Glaubern« wird der Vorgang bezeichnet, mit der wir ins Fasten einsteigen. Glaubern bezieht sich auf den Glaubertrank, den wir dabei zu uns nehmen: 30 Gramm körniges Glaubersalz wird in 1/2 Liter handwarmes Wasser aufgelöst (Übergewichtige nehmen 40 Gramm auf 3/4 Liter) und in der Zeit von 15 bis 20 Minuten getrunken. Zur Geschmacksverbesserung den Saft einer halben Zitrone dazugeben. Zwischendurch können Sie ein paar Schluck Pfefferminz-Kamillen-Tee trinken, um den bitter-salzigen Geschmack zusätzlich etwas abzulindern. Wer Glaubersalz bereits kennt und weiß, dass er es schlecht verträgt (Übelkeit, Erbrechen) sollte gleich den Einlauf machen.

Was das Glaubersalz bewirkt

Durch den chemischen Reiz des Natriumsulfats wird der gesamte Darm entleert, was für den Organismus das Signal ist, auf Fasten umzuschalten. Da sich der Vorgang über einige Stunden hinziehen kann, ist es ratsam, sich am Vormittag des ersten Fastentages daheim aufzuhalten oder in der Nähe einer Toilette zu bleiben.

Sanfte Alternativen zum Glaubersalz

Wenn Sie das Glaubersalz schlecht vertragen, konnen Sie auch Laxoberal oder Passage FX-Salz nehmen (in der Apotheke erhältlich). Diese Mittel führen sanfter ab, dafür kann sich der Prozess den ganzen Tag hinziehen.

Bisweilen wird auch Sauerkrautsaft empfohlen, dessen abführende Wirkung jedoch meist nicht ausreichend ist, so dass im Anschluss meist auf stärkere Mittel zurückgegriffen wird.

Beim Glaubern kommt es zu einer starken Entwässerung (was die Waage mit 1 bis 2 Kilo Gewichtsverlust anzeigen kann). Deshalb heißt es jetzt: viel trinken! 2 bis 3 Liter Wasser sollten es bis zum Abend sein, um den Wasserverlust auszugleichen und damit Kopfschmerzen vorzubeugen.

Der Einlauf

Eine bessere Methode, den Darm sanft und dennoch gründlich zu reinigen, gibt es nicht. Das wussten schon die »Essener«, eine vorchristliche Lebens- und Glaubensgemeinschaft. Fasten und der Einlauf gehörten bei ihnen zum Alltäglichen. Das Einlaufgerät stellten sie aus Kürbis her, das Darmrohr aus der Ranke dieser Feldfrucht.

Auch bei unseren Urgroßeltern war der Einlauf als Hausmittel im Gebrauch: Er half bei Grippe, Magen- und Darmproblemen oder auch nach übermäßigem Alkoholkonsum.

Welches sind die Vorteile des Einlaufs?

Mit dem Glaubertrank, der den gesamten Darm radikal entleert, steigen wir ins Fasten ein. Mit dem Einlauf sorgen wir dafür, dass der Dickdarm während der Fastentage von Giften und Stoffwechselrückständen befreit wird. Dabei kommt es zu einer Reihe von positiven Nebenwirkungen:

- Durch die Füllung mit Wasser wird der Darm leicht gedehnt und die Darmperistaltik trainiert. Nach dem Fasten ist ein »müder« Darm wieder aktiv.
- Durch die tägliche Spülung werden verhärtete Kotteile, die sich in Darmfalten festgesetzt haben, herausgelöst und ausgeschieden.
- Nach dem Einlauf stellt sich ein Gefühl von innerer körperlicher Sauberkeit ein, das einfach guttut.
- Da Wasser auch über den Darm aufgenommen wird (»der Darm trinkt mit«), kann es mit Einlauf nicht so schnell zu einem Defizit im Wasserhaushalt kommen.

Für erfahrene Faster, die den Einlaufbehälter mit zwei Liter Wasser füllen, genügt es meist, wenn der Einlauf jeden zweiten Tag gemacht wird. Oft zeigt Kopfweh an, dass etwas zur Ausscheidung drängt.

Führen Sie als Fasteneinsteiger den Einlauf, solange Sie fasten, täglich durch – Sie beugen damit Fastenbeschwerden vor und werden zudem durch ein Gefühl des Wohlbefindens belohnt.

Einlaufgerät und Darmrohr, auch Irrigator genannt (lat. irrigare = bespülen), erhalten Sie bei Ihrem Apotheker oder im Sanitärfachgeschäft. Gut bewährt hat sich der »Reise-Irrigator«; er ist zusammenfaltbar und passt leicht in die Reisetasche. Es besteht aus Wasserbehälter (Füllmenge 1 oder 2 Liter), Wasserschlauch und Anschlussstück mit kleinem Wasserhahn. Das Darmrohr müssen Sie separat verlangen: Es sollte 25 bis 30 cm lang und 5 bis 6 mm dick sein.

Der Einlauf – so wird's gemacht

Vorbereitung: Legen Sie Einlaufgerät, Darmrohr, Hautöl und ein Badetuch im Bad bereit. Überlegen Sie, wo Sie das Einlaufgerät in etwa einem Meter Höhe aufhängen können (z. B. an der Türklinke). Stecken Sie das Darmrohr auf das Anschlussstück und fetten Sie es mit Hautöl ein.

Schritt 1: Nehmen Sie das Einlaufgerät in die Hand, schließen Sie den Wasserhahn, lassen Sie Wasser einlaufen (am Anfang 1 Liter).

Schritt 2: Probelauf: Halten Sie das Darmrohr über das Waschbecken, öffnen Sie kurz den Wasserhahn, damit die Luft entweichen kann. Schließen Sie den Wasserhahn wieder.

Schritt 3: Befestigen Sie das Einlaufgerät an der Türklinke oder einem Haken, breiten Sie das Badetuch aus. Lassen Sie sich nun auf die Knie nieder und stützen Sie sich mit den Ellbogen auf, damit Sie freie Hand haben.

Schritt 4: Mit einer Hand fassen Sie nun das Darmrohr und führen es vorsichtig einige Zentimeter in den Enddarm ein. Üben Sie dabei wie beim Stuhlgang einen leichten Druck auf den Unterleib aus, damit sich der Schließmuskel öffnet. Drehen Sie dann den Wasserhahn auf und führen Sie das Darmrohr langsam weiter ein (bis zu zwei Drittel seiner Länge). Legen Sie sich auf die linke Körperseite und atmen Sie ruhig.

Schritt 5: Beobachten Sie, ob der Wasserspiegel im Gerät sinkt. Bei Wasserstopp

Wichtig für Erstfaster

Folgende Tipps können Ihnen beim Einlauf helfen:

- Nehmen Sie bei »müdem« Darm kühleres Wasser, bei normaler Funktion handwarmes Wasser.
- Wenn Sie Darmprobleme haben, fügen Sie dem Wasser eine Tasse Kamillentee zu, was entzündungshemmend wirkt.
- Falls Sie unter Hämorrhoiden leiden: Behandeln Sie vor dem Einlauf den After gut mit Hautöl.
- Varianten der Einlauf-Stellung:
  1. Legen Sie sich vor dem Einführen des Darmrohres gleich auf die linke Seite (linkes Bein ausgestreckt, rechtes angewinkelt) und führen Sie das Darmrohr in dieser Stellung ein.
  2. Legen Sie sich auf den Rücken, stützen Sie beide Beine an der Wand ab und führen Sie in dieser Haltung das Darmrohr ein.

Darmrohr etwas herausziehen oder etwas drehen. Sobald der Behälter leer ist, schließen Sie den Wasserhahn und ziehen das Darmrohr heraus. Legen Sie sich anschließend kurz auf die rechte Seite, damit sich das Wasser im Darm verteilt. Der Einlauf ist beendet. Warten Sie, bis Sie einen deutlichen Drang verspüren. Die Darmentleerung erfolgt dann in mehreren heftigen Schüben und dauert in der Regel 10 bis 20 Minuten.

Tun Sie sich was Gutes!

Aktivität und Ruhe bestimmen den Tagesrhythmus beim Fasten, wie eine Wellenbewegung, aufsteigend zu einer Aktivität und wieder abfallend in eine Ruhephase. Jetzt haben Sie Zeit, sich um sich selbst zu kümmern, Ihren Körper zu spüren, sei es in der Entspannung oder in der Bewegung, und ihn durch ausgiebige Körperpflege zu verwöhnen.

Ruhe- und Erholungsphasen

Ausruhen, entspannen – das kann bedeuten, dass Sie sich hinlegen und zudecken, einfach nichts tun. Gedanken kommen und gehen, Stille umgibt Sie. Ein anderer Weg zur Entspannung: Yoga, autogenes Training (siehe Seite 110) oder geführte Bilderreisen nach einer CD. Machen Sie das, was Sie können, was Ihnen am ehesten liegt und was Ihnen guttut. Wichtigste Erholungsphase im Tagesablauf ist die Mittagsruhe. Genießen Sie die Wärme des Leberwickels (siehe Seite 62) und machen Sie, wenn Ihnen danach ist, ein ausgedehntes Nickerchen. Danach sind Sie erfrischt und gestärkt für die Fastenwanderung am Nachmittag.

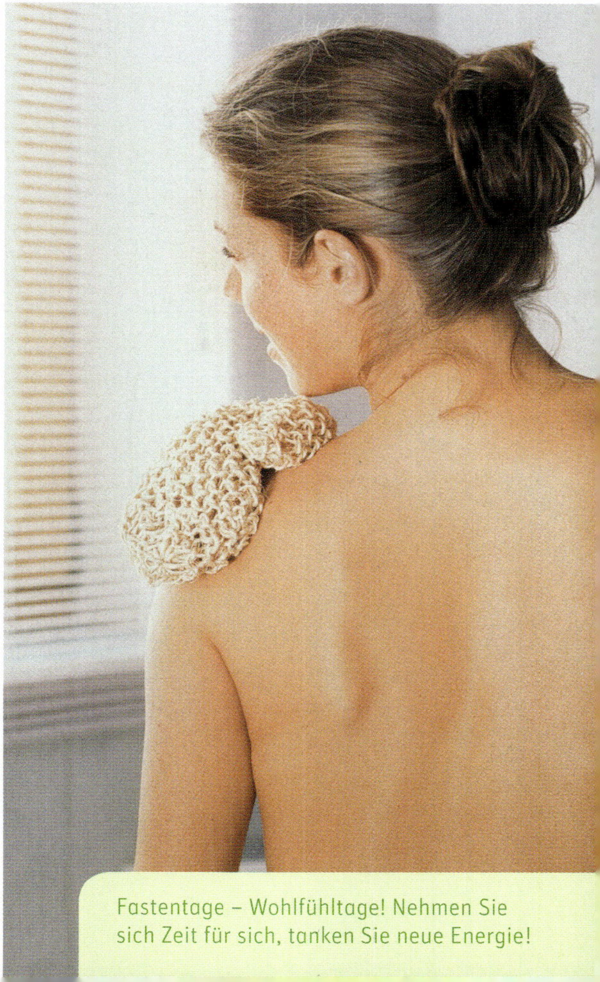

Fastentage – Wohlfühltage! Nehmen Sie sich Zeit für sich, tanken Sie neue Energie!

Mittagsruhe und Leberwickel

Über unser zentrales Stoffwechselorgan, die Leber, werden beim Fasten alle fettlöslichen Gifte ausgeschieden.
Durch Mittagsruhe und Leberwickel unterstützen wir die Entgiftungsarbeit der Leber und sorgen so für eine schnellere Ausscheidung der belastenden Substanzen. Allein schon durch das Liegen wird die Durchblutung der Leber deutlich verbessert. Die Mittagsruhe, die eine Stunde dauern sollte und die Sie gerne zu einem Mittagsschläfchen nutzen können, ist zugleich eine willkommene Phase der Entspannung nach den Aktivitäten des Vormittags.

So wird der Leberwickel gemacht:

- Füllen Sie eine Wärmflasche mit heißem Wasser halbvoll, drücken Sie die Luft heraus und verschließen Sie sie gut. Falten Sie ein kleines Leinenhandtuch längsseitig, tauchen Sie die eine Hälfte in warmes Wasser und drücken Sie sie aus. Legen Sie ein Badetuch zurecht.
- Legen Sie sich im Bett auf den Rücken, decken Sie mit der feuchten Hälfte des Handtuchs die rechte Bauchseite ab und legen Sie die trockene Hälfte darüber.
- Packen Sie die Wärmflasche darauf, breiten Sie das längs gefaltete Badetuch darüber und stecken Sie es im Rücken fest. Decken Sie sich gut zu. Besonders wohltuend ist die Wirkung eines Heublumensacks, den Sie auf das feuchte Handtuch legen können.

Bewegung ist wichtig: der Morgengang

Fasten heißt leben aus körpereigenen Reserven für eine bestimmte Zeit. Unser Organismus schaltet beim Fasten auf Sparprogramm um. Als Folge davon sinkt der Blutdruck etwas ab, wir fühlen uns müde und kommen nur langsam auf Touren. Dagegen müssen wir beim Fasten im Sinne dieses Wortes »angehen«.
Gewinnen Sie den Morgen, erleben Sie ihn bewusst und freudig! Wandern Sie 20 bis 30 Minuten, um »in Gang« zu kommen, und richten Sie Ihre Aufmerksamkeit auf die Natur: Sie hören die Vögel singen, sehen Blumen am Wegrand und spüren den Morgenwind, der Gerüche und Geräusche mit sich trägt. An einem schönen Platz halten Sie an und machen Ihre Morgengymnastik. Nach der Rückkehr vom Morgengang, der Mobilisation und Sinnerlebnis zugleich sein sollte, tut eine Tasse Tee gut: Rosmarin, Roibusch, Weißdorn oder ein milder Schwarztee regen den Kreislauf an und sorgen für ein wohlig-warmes Gefühl im Bauch.

Die Fastenwanderung

Für den Nachmittag steht Wandern oder Radfahren auf dem Programm, für Bewegungsungeübte anfangs ein ausgedehnter Spaziergang. Regelmäßige Bewegung an der frischen Luft fördert die Ausscheidungen, kurbelt den Stoffwechsel an und stabilisiert den Kreislauf. Wandern oder spazieren gehen sollten Sie bei jedem Wetter (für Fastenwanderungen gibt es kein »schlechtes« Wetter, nur falsche Bekleidung). Und nach der Umstellungsphase der ersten Tage können Sie sich Zwei- bis Drei-Stunden-Wanderungen ohne weiteres zutrauen. Wichtig auf der Wanderung: viel trinken. Teekanne und Wasserflasche sollten Sie immer dabei haben.

> **»Der bewegungsfrohe Wanderer fastet immer erfolgreicher als der im Bett Liegende oder der Stubenhocker.«** *Dr. Otto Buchinger, Fastenpionier und Begründer des klinischen Heilfastens*

Kreislaufmittel Nr. 1: Die heiß-kühle Wechseldusche

So wie Pfarrer Kneipp es uns gelehrt hat: Zuerst mit heißem Wasser abduschen, dann mit kühlem Wasser. Durch das heiße Wasser erweitern sich die Gefäße, durch das kühle ziehen sie sich zusammen. Dabei steigt der Blutdruck, der Kreislauf kommt in Schwung und Sie fühlen sich wohlig-warm.

Wenn Sie noch wenig Erfahrung mit »Kneippen« haben, machen Sie keine Ganzkörperdusche, sondern begießen nur Arme und Beine: zuerst rechter Fuß – Unterschenkel – Oberschenkel – dann linker Fuß – Unterschenkel – Oberschenkel. Anschließend rechte Hand – Unterarm – Oberarm und die linke Hand – Unterarm – Oberarm. Zum Schluss kräftig abfrottieren.

Hinweis: Nach dem Heißgang muss nicht eiskalt geduscht werden. Wichtig ist nur, dass der Temperaturunterschied etwa 15 bis 20 °C beträgt (warm 40 °C, kühl 25 °C).

Wärme tut gut

Dass wir beim Fasten ab und an frösteln, hat ebenfalls mit dem Energie-Sparprogramm unseres Körpers zu tun. Solange wir uns draußen bewegen, merken wir nichts davon, denn Gehen macht warm. Wenn wir dann aber ruhen, werden oft Füße und Hände kalt.

Stellen Sie sich darauf ein:

- Tragen Sie während des Fastens möglichst immer etwas wärmere Unterwäsche und Pullover (aus atmungsaktivem Material).

- Ziehen Sie warme Socken oder Filzpantoffeln an.
- Trinken Sie ab und zu eine Tasse heißen Tee (zum Beispiel aus Lindenblüten oder Holunder).
- Massieren Sie die Zehen und legen Sie eine Wärmflasche an die Füße, sobald Sie sich hinlegen.

Sollten Sie dann immer noch frieren, hilft das **ansteigende Fußbad** nach Sebastian Kneipp: Einen Eimer (Fußkneipper), in dem die Füße bequem Platz haben, in die Bade- oder Duschwanne stellen, mit etwa 32 °C warmem Wasser füllen, dazusetzen, die Füße hineinstellen und in den folgenden 15 Minuten langsam heißes Wasser zulaufen lassen, bis eine Temperatur von 40 bis 42 °C erreicht ist. Zum Schluss Unterschenkel und Füße kalt abbrausen, damit der Blutdruck nicht zu sehr absackt.
Nähere Informationen zu den Kneippanwendungen erhalten Sie von den örtlichen Kneippvereinen.

Ein zusätzlicher Wohlfühlfaktor: Hautpflege

Die Haut – unser oft vernachlässigtes Atmungs- und Ausscheidungsorgan! – sollte während der gesamten Fastenzeit besonders gut gepflegt werden. Durch Wanderungen, bei denen wir ins Schwitzen kommen, mit Wechselduschen, Hautöl und durch nasse und trockene Hautmassagen.

Bei der **nassen Hautpflege** wird mit dem Waschlappen Wasser am ganzen Körper verteilt und anschließend die Haut mit dem Frottierhandtuch trockengerubbelt.

Die trockene Hautpflege: Bürsten Sie sich mit einem Massage-Handschuh oder einer Hautbürste von oben bis unten ab, dabei immer von außen nach innen bürsten – von den Armen und Händen in Richtung Herz. Ölen Sie die Haut vorher gut ein. Die Massage bringt einen doppelten Effekt: Ihre Haut wird zart und geschmeidig, Kreislauf und Stoffwechsel werden angeregt.

Wenn Sie Hilfe brauchen

Falls Sie Fragen zum Fasten haben, sollte dieses Fastenbuch Ihr erster Ratgeber sein. Wenn irgendwelche Probleme auftauchen, lesen Sie darin nach. Benutzen Sie dabei das Stichwortverzeichnis (siehe Seite 126); so finden Sie rasch Informationen über alles, was Sie während des Fastens normalerweise bewegt.

Wer kann noch helfen?

- Ein Fastenleiter, den Sie kennen oder bei dem Sie schon einmal gefastet haben (Adressen, die weiterhelfen, siehe Seite 120).

- Jemand, der bereits erfolgreich gefastet hat und von dessen Erfahrungen Sie profitieren können.
- Ein fastenerfahrener Arzt, wenn fastenuntypische Beschwerden auftreten oder es zu einer Heilkrise kommt (siehe Seite 118).
- Im Notfall: Der Notarzt oder die Ambulanz eines Krankenhauses.

So kann Ihr(e) Partner(in) Sie unterstützen

Für alle, die zu Hause fasten, kann der Partner/die Partnerin eine große Stütze sein. Allein schon dadurch, dass er/sie Ihren Entschluss zu fasten bejaht und mitträgt. Geben Sie ihr/ihm das Fastenbuch zu lesen; so haben Sie beide denselben Wissensstand und verstehen besser, worauf es ankommt.

Falls Ihr(e) Partner(in) fastet, Sie selbst jedoch nicht, sollten Sie Folgendes beachten:

- Akzeptieren Sie den Fasten-Tagesplan (siehe Seite 66), der einen anderen Tagesablauf und veränderte Ruhe- und Schlafgewohnheiten mit sich bringt.
- Stimmen Sie zu, wenn er/sie sich für die Fastentage ein separates Schlafzimmer wünscht.
- Haben Sie Verständnis für seine/ihre Stimmungsschwankungen, wie sie im Fasten nun einmal vorkommen, oder auch für den Wunsch, ab und zu allein zu sein.
- Führen Sie ihn/sie nicht leichtfertig in Versuchung (»Ein Bier/eine Tasse Kaffee, ein Knäckebrot werden doch nicht schaden«).
- Tolerieren Sie den fastentypischen Körpergeruch, der sich nach einigen Tagen einstellt.

Und denken Sie daran: Das sind Begleiterscheinungen des Fastens, die nach einer Woche wieder verschwinden. Ihr persönlicher Gewinn könnte darin bestehen, dass Sie durch die liebevolle Begleitung Ihres Partners Fastenwissen erlangen – die beste Voraussetzung, um beim nächsten Mal mitzufasten.

Wichtig für Erstfaster

Machen Sie sich keine Sorgen, Sie könnten »unsozial« sein, falls Sie während des Fastens ein erhöhtes Ruhebedürfnis haben. Wer fastet, hat einfach öfter den Wunsch, allein zu sein. Wenn Sie mit Ihrer Familie und Ihren Freunden vorher darüber sprechen, werden sicherlich alle Verständnis dafür haben.

Fastenplaner – das Programm für die Fastentage

Auf den folgenden Seiten gebe ich Ihnen Empfehlungen, wie Sie die einzelnen Fastentage gestalten können. Diese Gliederung hat sich in 30 Jahren bewährt, aber Sie sollen sich trotzdem frei zur eigenen Gestaltung fühlen.

Wichtiges vorab

- Im Programm des Fastenplaners finden Sie für jeden der sechs Fastentage und der folgenden Aufbautage einen detaillierten Tagesplan. Rezepte und Tipps für die Aufbautage finden Sie im hinteren Teil (siehe Seite 81).
- Am Anfang steht der »Entlastungstag« mit Reduktionskost, ihm folgt der Glaubertag und der Einstieg ins Fasten.
- Jeder Tag hat einen Schwerpunkt, der einleitend kurz beschrieben wird. Damit können Sie sich auf den neuen Tag einstimmen.
- Die Leitsätze bzw. Zitate sollen Sie durch den Tag begleiten. Im Idealfall finden Sie jeden Tag ein wenig Zeit, dem Sinn dieser Worte nachzuspüren.
- Alle Zeitangaben sind nur Anhaltspunkte. Sie können auch früher oder später in den Tag starten – wie es für Sie am idealsten ist. Wichtig dabei ist, dass Sie den Wechsel zwischen Aktivitäts- und Ruhephasen einhalten.
- Alle Aktivitäten und Ruhezeiten sind auf den Seiten 51 ff. im Buch näher beschrieben. Was sie für eine Bedeutung haben und warum sie für Ihr Wohlbefinden wichtig sind, können Sie dort genauer nachlesen.
- Das Fasten dient der gründlichen inneren Reinigung. Darum sind die so genannten »Pflichtübungen« im Fasten sehr wichtig – Trinken, Einlauf, Leberwickel und Bewegung an frischer Luft.

1. Fastentag – Glaubertag

Darmentleerung mittels Glaubertrank. Der Körper entwässert stark und beginnt von Essen auf Fasten umzustellen. Leichte Hungergefühle und Entzugserscheinungen sind dabei normal.
➔ Heute wichtig: sich Zeit lassen, ausschlafen, kleine Spaziergänge machen.

Leitsatz: »Ich glaube an die Heilkräfte der Natur, faste mit Mut und Vertrauen.«

Uhrzeit	Aktivitäten – Ruhezeiten	Pflichtübungen
7.00 Erwachen	Im Bett dehnen und räkeln – einige Minuten vor offenem Fenster tief atmen. Heiß-kühle Wechseldusche – anschließend kräftig abrubbeln (Bürsten-Massage).	▪ Morgengang ▪ Glaubern mit Darmentleerung ▪ 1/2 l Wasser ▪ Zitronenspalten lutschen
7.30 Morgengang	1/2 h flott gehen, so kommt der Kreislauf in Gang. Unterwegs gymnastische Übungen machen.	
8.00 Morgentee	Viel trinken, da Glaubern entwässert (Wasser und Tee).	
9.00 Ruhepause	Hinlegen, Fastenbuch lesen, Musik hören. Einige Tassen Tee trinken (Melisse, Brennnessel zum Entwässern).	▪ 1/2 – 1 l Wasser ▪ Zitronenspalten lutschen
10.30 Spaziergang	Kurzer Spaziergang, dabei bewusst ausatmen.	
11.30 Kochen	Hafersuppe kochen, beruhigt Magen und Darm.	
12.00 Mittagessen	1 – 2 Tassen Hafersuppe langsam genießen, dabei kleinen Löffel benützen.	▪ Fastensuppe ▪ Leberwickel ▪ Mittagsruhe
12.30 Mittagsruhe	Wärmeflasche füllen. Leberwickel machen. Fenster öffnen, hinlegen und warm zudecken, 1 – 2 h ruhen.	
15.00 Wanderung	Teekanne einpacken. Eher flache Wege wählen, zwischendurch ausruhen, Tee trinken.	▪ 1/2 – 1 l Wasser ▪ Fastenwanderung ▪ Zitronenspalten lutschen
16.00 Ruhepause	Rückkehr, 1 h ruhen, Früchtetee trinken.	
17.30 Kochen	Abendtrunk vorbereiten, dafür frisches Obst oder Gemüse pressen.	
18.00 Abendtrunk	Je 1/4 l Saft und Wasser langsam trinken, im Mund vorwärmen.	▪ Obst- oder Gemüsesaft ▪ Evtl. noch 1/2 l Wasser
19.00 Entspannen	Tag mit Lesen, Musik hören ausklingen lassen. Schlaftee: Zinnkraut.	
22.00 Nachtruhe	Bei geöffnetem Fenster schlafen, bei kalten Füßen Wärmflasche benutzen.	

2. Fastentag – Umstellungstag

Die Produktion von Verdauungssäften wird eingestellt, das Hungergefühl erlischt. Die »Ernährung von innen« übernimmt die Versorgung des Körpers.

→ Heute wichtig: Die richtige Einstellung gewinnen: »Ich will fasten!« Bei Hungerresten oder Kopfweh viel trinken und kleinen 1-Liter-Einlauf machen.

»Stille ist da. Sie ist mehr als die Abwesenheit von Lärm. Wir können sie nicht machen, wir können sie nur zulassen, indem wir alle Betriebsamkeit und Geschäftigkeit ablegen.« *Niklaus Brantschen*

Uhrzeit	Aktivitäten – Ruhezeiten	Pflichtübungen
7.00 Erwachen	Im Bett dehnen und räkeln – einige Minuten vor offenem Fenster tief atmen. Heiß-kühle Wechseldusche – anschließend kräftig abrubbeln (Bürsten-Massage).	▪ Morgengang ▪ 1/2 l Wasser trinken ▪ Zitronenspalten lutschen ▪ Einlauf (auch abends möglich)
7.30 Morgengang	1/2 h flott gehen, so kommt der Kreislauf in Gang. Unterwegs Gymnastik machen.	
8.00 Morgentee	2 Tassen Kreislauf anregenden Tee trinken (Rosmarintee, Matetee, Roibuschtee, evtl. mit 1 TL Honig).	
9.00 Ruhepause	Hinlegen, lesen, Musik hören, Briefe schreiben. Tee trinken (Melissentee, Brennesseltee zum Entwässern).	▪ 1/2 – 1 l Wasser trinken ▪ Zitronenspalten lutschen
10.30 Spaziergang	Kurzer Spaziergang. Dabei bewusst ausatmen. Bei niedrigem Blutdruck kneippen.	
11.00 Kochen	Fastensuppe kochen, heute mit Tomatengeschmack.	
12.00 Mittagessen	1 – 2 Tassen Gemüsebrühe langsam genießen.	▪ Fastensuppe ▪ Leberwickel ▪ Mittagsruhe
12.30 Mittagsruhe	Wärmeflasche füllen. Leberwickel machen. Fenster öffnen. Hinlegen und warm zudecken, 1 – 2 h ruhen.	
14.00 Wanderung	Teekanne einpacken. 1 – 1 1/2 h gehen, Wege mit kleinen Anstiegen wählen. 2-mal 15 Min. Pause	▪ 1/2 – 1 l Wasser trinken ▪ Fastenwanderung ▪ Zitronenspalten lutschen
16.00 Ruhepause	Rückkehr, 1 h ruhen, Früchtetee trinken.	
17.30 Kochen	Abendtrunk: Möhrensaft mit 3 Tropfen ÖL mischen.	
18.00 Abendtrunk	Je 1/4 l Saft und Wasser trinken (vorwärmen).	▪ Obst- oder Gemüsesaft ▪ noch 1/2 l Wasser trinken
19.00 Entspannen	Tag ausklingen lassen. Tee: Lavendel mit Früchten	
22.00 Nachtruhe	Fenster öffnen. Bei kalten Füßen Wärmeflasche.	

3. Fastentag – Stabilisierungstag

Die Umstellung von Essen auf Fasten ist abgeschlossen. Ihr Kreislauf hat sich stabilisiert, das Energie-Plus wird wirksam.

→ Heute wichtig: Sich aufraffen und körperlich aktiv werden. Erste längere Fastenwanderung.

»Etwas ganz Besonderes ist das Wasser. Es stillt nicht bloß den Durst, sondern ist auch das allererste und vorzüglichste Heilmittel für den menschlichen Körper.« *Sebastian Kneipp*

Uhrzeit	Aktivitäten – Ruhezeiten	Pflichtübungen
7.00 Erwachen	Im Bett dehnen und räkeln – einige Minuten vor offenem Fenster tief atmen. Heiß-kühle Wechseldusche – anschließend kräftig abrubbeln (Bürsten-Massage).	■ Morgengang ■ 1/2 l Wasser ■ Zitronenspalten lutschen ■ Einlauf (auch abends möglich)
7.30 Morgengang	1/2 h flott gehen, so kommt der Kreislauf in Gang. Unterwegs gymnastische Übungen machen.	
8.00 Morgentee	2 Tassen Morgentee mit Birkenblättern oder Brennnesseln, wirkt entwässernd.	
9.00 Ruhepause	Hinlegen, lesen, Musik hören, Briefe schreiben. Einige Tassen Tee trinken (Melissentee, Brennnesseltee zum Entwässern).	■ 1/2 – 1 l Wasser ■ Zitronenspalten lutschen
10.30 Spaziergang	Kurzer Spaziergang. Dabei bewusst ausatmen.	
11.00 Kochen	Fastensuppe kochen, heute mit Kartoffelgeschmack.	
12.00 Mittagessen	1 – 2 Tassen Gemüsebrühe langsam genießen.	■ Fastensuppe ■ Leberwickel ■ Mittagsruhe
12.30 Mittagsruhe	Wärmeflasche füllen. Leberwickel machen. Fenster öffnen. Hinlegen und warm zudecken, 1 – 2 h ruhen.	
14.00 Wanderung	Teekanne einpacken. 2 h wandern oder radeln. Zwischendurch 2-mal 15 Min. Pause zum Trinken und Ausruhen.	■ 1/2 – 1 l Wasser ■ Fastenwanderung ■ Zitronenspalten lutschen
16.00 Ruhepause	Rückkehr, Muskel-Dehnübungen und Ausruhen, Früchtetee trinken.	
17.00 Kochen	Abendtrunk: Rote-Bete-Saft mit etwas Apfelsaft.	
18.00 Abendtrunk	Je 1/4 l Saft und Wasser trinken (im Mund vorwärmen).	■ Obst- oder Gemüsesaft ■ noch 1/2 l Wasser
19.00 Entspannen	Tag ausklingen lassen. Schlaftee (Melisse) trinken.	
22.00 Nachtruhe	Geöffnetes Fenster, bei kalten Füßen Wärmflasche.	

4. Fastentag – Kreativtag

Sie sind unternehmungslustig, Ihre Kreativität ist neu erwacht. Tun Sie, was Sie schon immer tun wollten: Musik hören, Briefe schreiben, Malen ...

→ Heute wichtig: Wenn Verstimmungen oder Traurigkeit auftreten, lassen Sie es zu. Fasten ist ein ganzheitliches Geschehen: Die Seele fastet mit.

»Das Fasten ist ein Teil meines Wesens. Was die Augen für die äußere Welt sind, das ist das Fasten für die innere.« *Mahatma Gandhi*

Uhrzeit	Aktivitäten – Ruhezeiten	Pflichtübungen
7.00 Erwachen	Im Bett dehnen und räkeln – einige Minuten vor offenem Fenster tief atmen. Heiß-kühle Wechseldusche – anschließend kräftig abrubbeln (Bürsten-Massage).	■ Morgengang ■ 1/2 l Wasser ■ Zitronenspalten lutschen ■ Einlauf (auch abends möglich)
7.30 Morgengang	1/2 h flott gehen, so kommt der Kreislauf in Gang, unterwegs Gymnastik.	
8.00 Morgentee	2 Tassen Tee (Wermut, Tausendgüldenkraut, Minze).	
9.00 Ruhepause	Hinlegen, lesen, Musik hören, Briefe schreiben. Einige Tassen Tee (Melisse/Brennnessel zum Entwässern).	■ 1/2 – 1 l Wasser ■ Zitronenspalten lutschen
10.30 Spaziergang	Kurzer Spaziergang. Dabei bewusst ausatmen.	
11.00 Kochen	Fastensuppe kochen, heute mit Möhrengeschmack.	
12.00 Mittagessen	1 – 2 Tassen Gemüsebrühe langsam genießen.	■ Fastensuppe ■ Leberwickel ■ Mittagsruhe
12.30 Mittagsruhe	Wärmeflasche füllen. Leberwickel machen. Fenster öffnen. Hinlegen und warm zudecken, 1 – 2 h ruhen.	
14.00 Wanderung	Teekanne einpacken. 2 – 3 h wandern oder radeln, zwischendurch 2-mal 15 Min. Pause.	■ 1/2 – 1 l Wasser ■ Fastenwanderung ■ Zitronenspalten lutschen
17.00 Ruhepause	Rückkehr, Muskel-Dehnübungen, Früchtetee trinken.	
17.30 Kochen	Abendtrunk vorbereiten, Orangen pressen.	
18.00 Abendtrunk	Je 1/4 l Saft und Wasser, langsam trinken (im Mund vorwärmen).	■ Obst- oder Gemüsesaft ■ Evtl. Einlauf + noch 1/2 l Wasser
19.00 Entspannen	Tag mit Lesen, Musik hören ausklingen lassen. Gute-Nacht-Tee: Hopfenblütentee.	
22.00 Nachtruhe	Bei geöffnetem Fenster schlafen. Bei kalten Füßen Wärmflasche benutzen.	

5. Fastentag – Einkehrtag

Ihr Selbstbewusstsein ist gestiegen: Sie wissen jetzt, dass Leben ohne Nahrung möglich ist. Die beginnende Fasten-Euphorie sorgt für High-Stimmung: Sie fühlen sich leicht und befreit.

→ Heute wichtig: Halten Sie Einkehr bei sich selbst. Schmieden Sie Pläne für die Zeit nach dem Fasten. Und machen Sie Einkäufe für die Aufbautage.

Leitsatz: »Ich gestalte mein Leben neu und mit mehr Mut, Offenheit und Selbstvertrauen.«

Uhrzeit	Aktivitäten – Ruhezeiten	Pflichtübungen
7.00 Erwachen	Im Bett dehnen und räkeln – einige Minuten vor offenem Fenster tief atmen. Heiß-kühle Wechseldusche – anschließend kräftig abrubbeln (Bürsten-Massage).	▪ Morgengang ▪ 1/2 l Wasser ▪ Zitronenspalten lutschen ▪ Einlauf (auch abends möglich)
7.30 Morgengang	1/2 h flott gehen, so kommt der Kreislauf in Gang. Unterwegs gymnastische Übungen machen.	
8.00 Morgentee	2 Tassen Kreislauf anregenden Tee (Grüner Tee/Mate).	
9.00 Ruhepause	Hinlegen, Fastenbuch lesen, Musik hören, Pläne schmieden. Einige Tassen Tee trinken (Melissentee, Brennnesseltee zum Entwässern).	▪ 1/2 – 1 l Wasser ▪ Zitronenspalten lutschen
10.30 Spaziergang	Kurzer Spaziergang. Dabei bewusst ausatmen.	
11.00 Kochen	Fastensuppe vorbereiten, Korn mitkochen.	
12.00 Mittagessen	1 – 2 Tassen Gemüsebrühe langsam essen.	▪ Fastensuppe ▪ Leberwickel ▪ Mittagsruhe
12.30 Mittagsruhe	Wärmflasche mit heißem Wasser füllen. Leberwickel machen. Fenster öffnen. Hinlegen und 1 – 2 h ruhen.	
14.00 Wanderung	Teekanne einpacken. 2 – 3 h wandern oder radeln, zwischendurch 2-mal 15 Min. Pause zum Trinken und Ausruhen.	▪ 1/2 – 1 l Wasser ▪ Fastenwanderung ▪ Zitronenspalten lutschen
17.00 Ruhepause	Rückkehr, Muskel-Dehnübungen + Ausruhen, Früchtetee trinken.	
17.30 Kochen	Abendtrunk: 2/3 Möhrensaft + 1/3 Apfelsaft (3 Tr. Öl).	
18.00 Abendtrunk	Je 1/4 l Saft und Wasser trinken (im Mund vorwärmen).	▪ Obst- oder Gemüsesaft ▪ Evtl. Einlauf + noch 1/2 l Wasser
19.00 Entspannen	Tag mit Lesen, Musik hören ausklingen lassen. Früchtetee als Schlaftee trinken.	
22.00 Nachtruhe	Fenster öffnen, bei kalten Füßen Wärmflasche.	

6. Fastentag – Finaltag

Heute ist letzter Fastentag und zugleich erster Aufbautag. Sie haben es geschafft! Ihre Augen strahlen, die Haut ist schöner geworden, die Waage zeigt 4 bis 5 Kilogramm weniger an. Und Sie spüren, dass Sie seelisch wieder ins Lot gekommen sind.

→ Heute wichtig: Fastenbrechen. Am Vormittag ein Apfel, mittags gibt es die erste Mahlzeit.

»Siehe da, was das Fasten bewirkt! Es heilt die Krankheiten, verscheucht verkehrte Gedanken, gibt dem Geist größere Klarheit!« *Kirchenvater Athanasius (295 – 373 n. Chr.)*

Uhrzeit	Aktivitäten – Ruhezeiten	Pflichtübungen
7.00 Erwachen	Im Bett dehnen und räkeln – einige Minuten vor offenem Fenster tief atmen. Heiß-kühle Wechseldusche – anschließend kräftig abrubbeln (Bürsten-Massage).	■ Morgengang ■ 1/2 l Wasser ■ Zitronenspalten lutschen ■ Kein Einlauf
7.30 Morgengang	1/2 h flott gehen, so kommt der Kreislauf in Gang. Unterwegs gymnastische Übungen machen.	
8.00 Morgentee	2 Tassen Tee trinken (Pfefferminze mit etwas Kamille)	
9.00 Ruhepause + Fastenbrechen	Hinlegen, lesen, Musik hören. Tee trinken. Fastenbrechen mit Apfel.	■ 1/2 – 1 l Wasser ■ Zitronenspalten lutschen
10.30 Spaziergang	Kurzer Spaziergang. Dabei bewusst ausatmen.	
11.00 Kochen	Haferkornsuppe kochen.	
12.00 Mittagessen	1 – 2 Tassen Kornsuppe mit Knäckebrot langsam essen (kleinen Löffel benutzen).	■ Fastensuppe ■ Leberwickel ■ Mittagsruhe
12.30 Mittagsruhe	Wärmflasche mit heißem Wasser füllen. Leberwickel machen. Fenster öffnen. Hinlegen und 1 – 2 h ruhen.	
14.00 Wanderung	Teekanne einpacken. 2 h wandern oder radeln, zwischendurch 2-mal 15 Min. Pause zum Trinken und Ausruhen.	■ 1/2 – 1 l Wasser ■ Fastenwanderung
16.00 Ruhepause	Rückkehr, Muskel-Dehnübungen, Früchtetee trinken.	
18.00 Abendessen	Buttermilch mit 2 Scheiben Knäckebrot und Quark essen.	■ Abendessen
19.00 Entspannen	Tag ausklingen lassen. Schlaftee: Honigbusch.	
22.00 Nachtruhe	Bei geöffnetem Fenster schlafen. Bei kalten Füßen Wärmflasche benützen.	

Aufbautag

Die Aufbautage gehören zur Fastenzeit und sind genauso wichtig wie das Fasten selbst. Die Umstellung von Fasten auf Essen beginnt. Weitere Aufbautage folgen.

→ Heute wichtig: Halten Sie sich an die Rezepte des Buches und genießen Sie jeden Bissen. Gut einspeicheln und kauen, es dauert einige Tage, bis die Verdauungssäfte wieder richtig fließen.

»Was immer Du tust, tue es hier und jetzt. Der Augenblick ist der einzige Ort, an dem Du das Leben packen, erleben, spüren kannst.« *Drukpa Rinpoche*

Uhrzeit	Aktivitäten – Ruhezeiten	Pflichtübungen
7.00 Erwachen	Im Bett dehnen und räkeln – einige Minuten vor offenem Fenster tief atmen. Heiß-kühle Wechseldusche – anschließend kräftig abrubbeln (Bürsten-Massage).	▪ Morgengang ▪ 1/2 l Wasser
7.30 Morgengang	1/2 h flott gehen, so kommt der Kreislauf in Gang. Unterwegs gymnastische Übungen machen.	
8.00 Morgentee	2 Tassen Tee trinken (Brennnessel).	
9.00 Ruhepause	Hinlegen, lesen, Musik hören. Tee trinken.	▪ 1/2 – 1 l Wasser
10.30 Spaziergang	Kurzer Spaziergang. Dabei bewusst ausatmen.	
11.00 Kochen	Dinkelkornsuppe kochen.	
12.00 Mittagessen	1 – 2 Tassen Kornsuppe mit Knäckebrot langsam essen (kleinen Löffel benutzen).	▪ Leberwickel ▪ Mittagsruhe
12.30 Mittagsruhe	Wärmflasche mit heißem Wasser füllen. Leberwickel machen. Fenster öffnen. Hinlegen und 1 – 2 h ruhen.	
14.00 Wanderung	Teekanne einpacken. 2 h wandern oder radeln, zwischendurch 2-mal 15 Min. Pause zum Trinken und Ausruhen.	▪ 1/2 – 1 l Wasser ▪ Wanderung
16.00 Ruhepause	Rückkehr, Muskel-Dehnübungen, Früchtetee trinken.	
18.00 Abendessen	Früchte-Quarkcreme essen.	▪ Abendessen
19.00 Entspannen	Tag geruhsam mit Musik, Lesen oder Gesprächen ausklingen lassen. Schlaftee: Melisse.	
22.00 Nachtruhe	Bei geöffnetem Fenster schlafen. Bei kalten Füßen Wärmflasche benutzen.	

Stufenweise Umstellung: die Aufbautage

Aufbautage sind ebenso wichtig wie das Fasten selbst. Als Symbol dafür steht ein reifer Apfel: Sein Genuss regt die Verdauungssäfte an. Andere ballaststoffreiche Lebensmittel füllen den Darm und bringen die Verdauung wieder in Schwung.

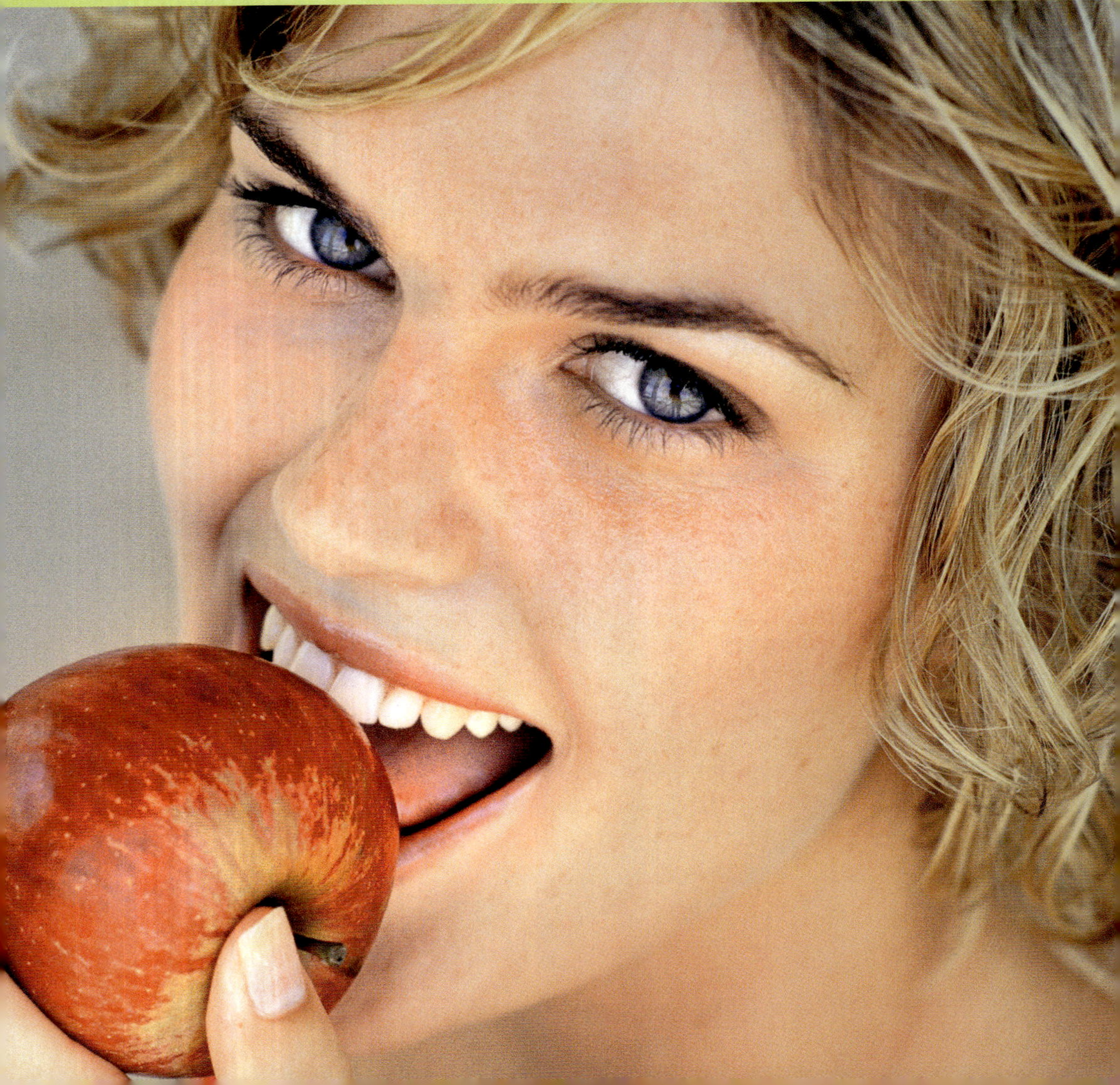

Fasten beenden oder weiterfasten?

Während der Fastenwoche haben Sie sich am Fastenkalender orientiert. Und der zeigt an, dass am sechsten Tag das Fasten beendet wird. Entscheiden Sie selbst, ob Sie nach Plan mit dem Kostaufbau beginnen oder lieber noch ein paar Tage weiterfasten wollen.
Einer Verlängerung der Fastenwoche um einige Tage steht im Grunde nichts im Wege, wenn Sie nach wie vor körperlich leistungsfähig sind, sich wohlfühlen und über genügend körpereigene Reserven verfügen. Reden Sie im Zweifelsfall mit einem Fastenleiter oder mit Ihrem Hausarzt darüber.

Wichtig für Erstfaster

Falls Sie Fastenneuling sind, sollten Sie Ihr erstes selbständiges Fasten inklusive Aufbautage möglichst auf eine Woche beschränken.

Auch erfahrene Faster sollten nie länger als drei Wochen ohne Begleitung durch einen fastenerfahrenen Arzt fasten. Zum einen können bei einem Langzeitfasten Heilkrisen auftreten, die einer medizinischen Betreuung bedürfen, zum anderen wird eine zusätzliche Eiweiß- und Mineralstoffversorgung nötig, da die Speicher nach drei Wochen erschöpft sein können. Wer länger fastet, muss auch die Aufbauzeit verlängern: Bei einem 7-Tage-Fasten genügen zwei bis drei Tage, bei 14 Fastentagen sollten es fünf bis sechs Aufbautage sein. Für alle gilt: Je vorsichtiger der Kostaufbau erfolgt, desto weniger Probleme haben Sie in dieser Zeit. Wenn Sie länger fasten, ist es besonders wichtig, dass Sie die Nachfastenzeit richtig gestalten: mit vollwertiger Ernährung, Umstellung der Essgewohnheiten sowie regelmäßiger dosierter Bewegung und konzentrativer Entspannung (siehe Seite 110).

Einstieg ins Essen

»Fastenbrechen« oder »Abfasten« – so nennen wir die Beendigung der Fastentage. Ein Apfel ist die erste feste Nahrung nach Tagen, in denen wir nur Flüssiges zu uns genommen haben. Weitere leicht verdauliche Speisen folgen: Sie sollen bekömmlich sein, die Verdauungssäfte anregen und unseren Körper langsam wieder an die Verdauungsarbeit gewöhnen. Ganz wichtig dabei ist, dass der Aufbau stufenweise erfolgt und der Darm mit Ballaststoffen gefüllt wird. Diese sorgen dafür, dass die Verdauungsarbeit in Gang kommt und der Stuhlgang wieder funktioniert.

Hören Sie auf Ihren Körper

Für die erste Phase der Umstellung von Fasten auf Essen sind zwei Aufbautage (siehe Seiten 72/73) eingeplant, in denen Sie sich möglichst genau an die empfohlenen Ernährungsschritte halten sollten. Jedes Zuviel kann zu einem Völlegefühl oder Magenproblemen führen. Ihr Körper signalisiert Ihnen, durchs Fasten sensibel geworden, wann Sie satt sind. Das kann anfangs bereits nach einem halben Apfel oder einem Glas Buttermilch mit Knäckebrot der Fall sein.

Auf den Seiten 81 bis 85 haben wir Rezepte für den stufenweisen Kostaufbau für Sie zusammengestellt. Sie sorgen dafür, dass Ihnen die Umstellung aufs Essen sicher und ohne Probleme gelingt.

Umschalten auf Nahrungsaufnahme

Mit Hilfe des Glaubertranks und dem festen Entschluss zu fasten hatten Sie bewirkt, dass der Organismus auf »Ernährung von innen« umstellte. Nach Beendigung des Fastens muss nun der gesamte Verdauungsapparat, der während des Fastens stillgelegt war, neu aktiviert werden – ein Vorgang, der vom Fastenden Zeit, Einfühlungsvermögen und Geduld verlangt. Erst nach und nach beginnen die Verdauungssäfte zu fließen und frühestens nach drei bis vier Tagen kommt die Verdauung wieder richtig in Gang.

Mit einem Apfel, unserer ersten festen Nahrung, signalisieren wir dem Körper unsere Bereitschaft, wieder essen zu wollen. Die Säure des Apfels regt die Verdauungssäfte an, kleine Aufbaumahlzeiten und der Appetit auf mehr sorgen dafür, dass sie Tag für Tag stärker zu fließen beginnen. Wichtig in den Aufbautagen ist auch, dass der leere Darm mit Ballaststoffen gefüllt wird; erst dann arbeitet die Darmperistaltik, funktioniert die Ausscheidung wieder.

Nach dem Fastenbrechen folgen zwei Aufbautage. Nehmen Sie diese Tage des Neubeginns ernst: Es wäre jammerschade, wenn Sie durch Aufbaufehler den Gewinn des Fastens verspielen würden.

Das hilft beim Aufbauen

Die Aufbautage sind genauso wichtig wie das Fasten selbst. Wenn wir vom Fasten reden, sind immer Fastentage und Aufbautage als Einheit gemeint und auch der langfristige Erfolg des Fastens wird erst durch den stufenweisen Kostaufbau und eine ganz auf Gesundheitsbewusstsein orientierte Nachfastenzeit sichergestellt.

Folgende Grundregeln sollten Sie in der Aufbauzeit beachten:

Viel trinken: In den Aufbautagen werden weiter wasserlösliche Giftstoffe über die Nieren ausgeschieden. Wasser benötigt der Organismus jetzt auch für die Saftproduktion und für das Quellen der Ballaststoffe.

Wasser bewirkt eine bessere Innenspannung der Körperzellen und sorgt so für die Stabilisierung des Kreislaufsystems.

Leberwickel machen: Auch die Leber entgiftet weiter, scheidet während der Aufbautage toxische Substanzen aus.

Bewegung an frischer Luft: Sorgt dafür, dass über Lunge und Haut weiter ausgeschieden wird, und trainiert vor allem den Kreislauf.

Ruhephasen: Für die Verdauung der Nahrung werden jetzt wieder etwa 30 Prozent unserer Energie benötigt. Auch fließt dabei viel Blut in den Verdauungstrakt. Wundern Sie sich also nicht, wenn Sie nach dem Essen müde sind oder im Kopf eine gewisse Leere verspüren.

Darmentleerung: Geschieht jetzt nicht mehr durch den Einlauf. Am zweiten Aufbautag, manchmal auch später, beginnt die natürliche Darmentleerung. Haben Sie Geduld – der Dickdarm muss sich erst bis zum Enddarm füllen. Dazu müssen wir nur genügend Ballaststoffe zuführen: Leinsamen oder Haferkleie, Gemüse, Salate, Obst, Vollkornbrot, Vollkornflocken. Weichmacher sind Trockenfrüchte (in Wasser eingeweicht), Butter-

Essensregeln für die Aufbautage

- ☐ Essen Sie nur Leichtverdauliches und das in kleinen Mengen. Halten Sie sich möglichst an die Rezepte für die Aufbautage (siehe Seite 81 ff.).
- ☐ Nehmen Sie sich Zeit für jede Mahlzeit. Essen Sie in Ruhe und ohne TV, Radio und Zeitung.
- ☐ Versuchen Sie abzuschalten, bevor Sie zu essen beginnen. Unter Zeitdruck oder mit Ärger im Bauch zu essen bekommt Ihnen nicht.
- ☐ Kauen Sie jeden Bissen gründlich, das regt die Speichelproduktion an.
- ☐ Trinken Sie nicht während des Essens, sonst verdünnen Sie die Verdauungssäfte.
- ☐ Essen Sie bewusst: Erleben Sie Aussehen, Geruch und Geschmack der Speisen. Genießen Sie mit allen Sinnen!
- ☐ Essen Sie nicht alles auf. Ihr Körper, sensibel geworden durch das Fasten, zeigt an, wann Sie satt sind.

milch, Dickmilch, Molke und Joghurt mit und ohne Früchte.
Ist der Stuhlgang bis zum vierten Tag nach dem Fastenbrechen ausgeblieben, können Sie mit einem Glas Sauerkrautsaft nachhelfen oder einen kleinen Einlauf machen.

Der erste Imbiss

»A« wie Apfel: Er steht am Anfang der Aufbautage, als die erste feste Nahrung, die wir zu uns nehmen. Dass der Apfel zur Symbolfrucht des Dr. Lützner-Fastens geworden ist, hat mehrere Gründe: Seine Säure regt die Saftproduktion an, sein Aussehen macht Appetit, er schmeckt sehr gut und bekommt (fast) jedem. Außerdem zeigt er an, dass wir nun die paradiesische Stille des Fastens verlassen, um wieder in die laute und hektische Alltagswelt einzutreten.

Fastenbrechen – eine sinnliche Zeremonie

Schließen Sie sich unserem Brauch an und machen auch Sie das Fastenbrechen mit dem Apfel zu einer kleinen Zeremonie. Dazu gehören: Ein schön gedeckter Tisch mit Teller, Messer und Serviette und einer Kerze, die eine stimmungsvolle Atmosphäre schafft. Nehmen Sie den Apfel in die Hand, fühlen Sie seine sinnliche Form, riechen Sie daran und nehmen Sie sein zartes Aroma auf. Und freuen Sie sich darüber, dass es diese herrliche Frucht gibt. Essen Sie Ihren Apfel bewusst und mit Appetit. Schneiden Sie ihn in Stücke oder beißen Sie einfach hinein – wie es Ihnen lieber ist. Wichtig ist, dass Sie jeden Bissen gut einspeicheln, ihn kauen und erst dann, wenn er breiig geworden ist, schlucken. Sobald Sie spüren, dass Sie satt sind, sollten Sie zu essen aufhören. Während Sie riechen, schmecken und kauen, werden die Verdauungssäfte angeregt – der Kreislauf von Essen, Verdauen und Ausscheiden kommt wieder in Gang. Wer die Säure des Apfels nicht verträgt, sollte ihn vorher dünsten oder es mit einer saftigen Birne versuchen. Auch eine zarte Möhre – gut gekaut – eignet sich zum Fastenbrechen.

Machen Sie das Fastenbrechen zu einem sinnlichen Erlebnis – nehmen Sie langsam Abschied von der wohltuenden Stille des Fastens.

Hinweise zu den Tagesplänen und Rezepten

Backpflaumen (oder getrocknete Feigen) am Abend zuvor in 1/2 Glas Wasser einweichen.

Leinsamen: Zwei Teelöffel (ungeschrotet) in Joghurt, Buttermilch oder Wasser geben, unzerkaut schlucken.

Knäckebrot: Sollte möglichst frisch sein (Ablaufdatum beachten) und aus biologischer Erzeugung stammen. Gibt es aus Roggen, Dinkel, Amaranth und anderen Getreidesorten.

Vollkorn fürs Müsli: Wenn Sie frisch geschrotetes Vollkorn (über Nacht eingeweicht) nicht gewöhnt sind, verwenden Sie in den Aufbautagen gepresste Vollkornflocken.

Frischkost (Rohkost): Enthält neben Blattsalaten, Gurken, Zucchini und Tomaten auch Wurzelgemüse (Sellerie, Möhren etc.). Wenn Sie Frischkost nicht gewohnt sind, dann dämpfen Sie das Gemüse im Wasserdampf.

Würzen: Die ersten zwei Tage nur wenig Salz verwenden (führt zu Wasserstau) und keine scharfen Gewürze. Besser mit Kräutern oder Hefeflocken würzen. Frische Bioprodukte schmecken herzhafter, weil sie viel eigene Würz- und Aromastoffe enthalten.

Bei **Hunger** hilft Wasser trinken. Oder Sie essen zwischendurch ein Joghurt oder etwas Obst mit ein paar Nüssen.

Bioprodukte: Bitte verwenden Sie in der Aufbauzeit nur unbelastete Lebensmittel aus kontrollierter biologischer Erzeugung. Ihr Körper ist jetzt giftfrei, das sollte in der Nachfastenzeit so bleiben.

Einkaufsliste für die Aufbautage

- ☐ 5 reife Äpfel (ungespritzt)
- ☐ 250 g Speisequark (Magerstufe)
- ☐ 3 Joghurt
- ☐ 1/2 Liter Buttermilch
- ☐ 1 Liter Molke
- ☐ Gemüse und Salate aus biologischem Anbau für Suppe, Gemüsegerichte und Rohkost:
  Kartoffeln, Möhren, Sellerie, Petersilienwurzel, Tomaten, Zucchini, Paprika, Rote Bete, Blattsalat, Kräuter
- ☐ Getreide:
  Weizen, Hafer, Dinkel, Einkorn, Kamut, Amaranth (ganzes Korn, wenn Sie eine Mühle haben, ansonsten frisch geschrotetes)
- ☐ Vollkornflocken (fürs Müsli)
- ☐ Vollkornbrot, Vollkorn-Knäckebrot
- ☐ Vollreis
- ☐ Nüsse:
  Haselnuss, Walnuss, Mandeln, Sonnenblumen- und Kürbiskerne, Erdnüsse und Cashewnüsse
- ☐ Trockenfrüchte:
  Backpflaumen, getrocknete Feigen, Datteln
- ☐ Haferkleie
- ☐ Weizenkeime
- ☐ Hefeflocken
- ☐ Leinsamen (ungeschrotet), Wegerichsamen (Flohsamen)

Vermeiden Sie Aufbaufehler

Auch die Aufbautage sind Tage der Versuchungen. Durch die Straßen ziehen Gerüche, das Schaufenster einer Konditorei lockt, Freunde laden zum Essen ein. Bleiben Sie standhaft und wachsam. Machen Sie sich bewusst: Erst nach fünf bis sechs Tagen haben sich genügend Säfte gebildet, kann normale Kost verdaut werden.

Auf folgende Produkte sollten Sie in den ersten fünf Tagen der Aufbauzeit verzichten, damit Ihnen keine Aufbaufehler mit schlimmen Folgen unterlaufen:

Wichtig für Erstfaster

Verbreitete Aufbaufehler sind übertriebene Eile beim Essen und zu große Portionen auf dem Teller. Wenn Sie hastig essen, spüren Sie das Sättigungsgefühl zu spät. Sie vertilgen zu große Mengen, der Magen, im Fasten geschrumpft, wird überdehnt und verlangt beim nächsten Mal mehr.
Lassen Sie sich Zeit beim Essen, verzehren Sie kleine Portionen und genießen Sie bewusst!

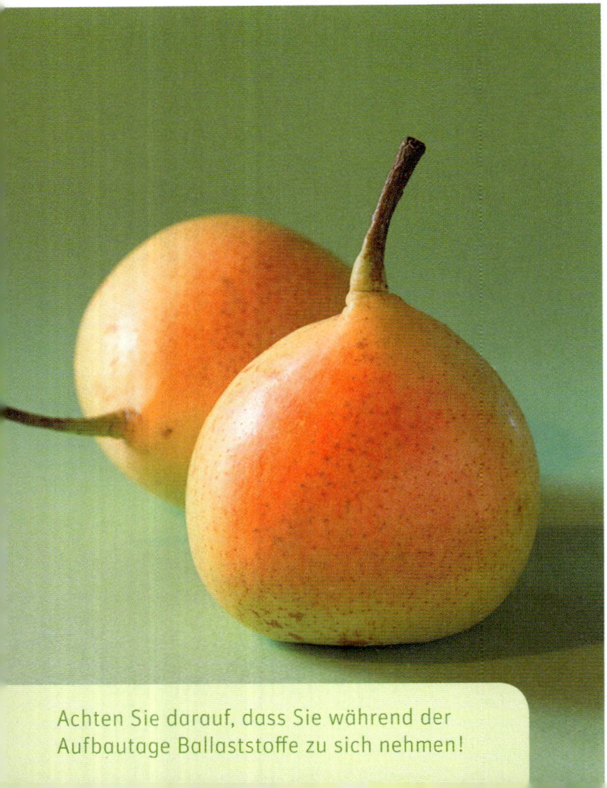

Achten Sie darauf, dass Sie während der Aufbautage Ballaststoffe zu sich nehmen!

- Fleisch und Fleischprodukte,
- Milch und fettreicher Käse,
- Zucker und Süßigkeiten (mit Ausnahme von Trockenfrüchten und Honig),
- Fische, Schalen- und Krustentiere,
- rohes Zwiebelgemüse, Rettich, Kohl, Hülsenfrüchte,
- Kaffee, Limonaden und andere Industriegetränke,
- Nikotin und alkoholische Getränke.

Orientieren Sie sich an den Rezepten für die Aufbautage (siehe Seite 81–85). Diese Speisen sind leicht verdaulich, enthalten jede Menge Ballaststoffe zur Anregung der Darmperistaltik und versorgen Sie mit wertvollen Vitalstoffen und schmecken Ihnen garantiert sehr gut. Außerdem schmecken Sie Ihnen garantiert gut.

Rezepte für die Aufbautage und danach

Getreide-Gemüse-Suppe

Für 1 Person
Zubereitungszeit: ca. 35 Minuten

Zutaten

1 EL Olivenöl • 2 EL fein geschroteter Dinkel (oder Weizen) • 1 Möhre • 1 kleines Stück Sellerie • 1/2 Kartoffel • 1 kleine Tomate • 1/4 Zucchini • etwas Majoran und Petersilie

Zubereitung

1. Getreide in Öl leicht bräunen. 1/2 Liter Wasser zugießen, aufkochen und 10 Minuten quellen lassen.
2. Gemüse mit der Bürste reinigen. Möhre, Sellerie und Kartoffel klein schneiden und 20 Minuten bei schwacher Hitze kochen. Tomate und Zucchini in Stücke schneiden und nach 10 Minuten dazugeben.
3. Zum Schluss das Korn hineinrühren und mit Majoran würzen. Petersilie klein schneiden und darüber streuen.

Tipp
Kochen Sie mehr Gemüse, dann können Sie am nächsten Tag damit ein Gemüserisotto machen.

Tomaten-Zucchini-Suppe

Für 1 Person
Zubereitungszeit: ca. 30 Minuten

Zutaten

1/2 Zucchini • 1 bis 2 mittelgroße Tomaten • 1 kleine Frühlingszwiebel • 1 EL Olivenöl • 1 EL Bio-Tomatenmark • Oregano • 1 TL Hefeflocken • Basilikum

Zubereitung

1. Zucchini und Tomaten waschen, Stielansätze wegschneiden und das Fruchtfleisch würfeln.
2. Frühlingszwiebel schälen und klein schneiden.
3. Öl erhitzen. Zwiebel, Gemüse und etwas Wasser zufügen und 15 Minuten bei schwacher Hitze dünsten.
4. Tomatenmark und 1/2 Liter Wasser zugeben und kurz aufkochen lassen. Mit Oregano und Hefeflocken würzen.
5. Die Suppe mit fein geschnittenem Basilikum bestreuen.

Haferkornsuppe

Für 1 Person
Zubereitungszeit: ca. 20 Minuten

Zutaten

2 EL Hafer, frisch geschrotet • 2 eingeweichte Backpflaumen (oder getrocknete Feigen) • 1/2 Apfel • etwas Zitronenschale • 1 EL geriebene Nüsse

Zubereitung

1. Fein geschrotete Haferkörner in kaltem Wasser ansetzen. Kurz aufkochen, zudecken und 10 Minuten ziehen lassen.
2. Eingeweichte Trockenfrüchte zerkleinern, Apfel und Zitronenschale hineinreiben. Einweichwasser dazugeben.
3. Das Ganze in die Hafersuppe rühren. Nüsse reiben und darüber streuen.

Tipp
Dieses Gericht schmeckt auch mit Dinkel sehr gut. Wer es lieber süß hat, gibt 1 Teelöffel Honig dazu.

Pellkartoffeln mit Kräuterquark

Für 1 Person
Zubereitungszeit: ca. 35 Minuten

Zutaten

3 mittelgroße Kartoffeln • etwas Kümmel • 100 g Magerquark • 1 TL Pflanzenöl oder saure Sahne • Kräutermischung (im Winter Keimsprossen) • Schnittlauch • 1 kleine Tomate • ein paar Basilikumblätter

Zubereitung

1. Die Kartoffeln gründlich bürsten. In einem Topf mit Einsatz 20 bis 25 Minuten mit Kümmel dämpfen.
2. Den Quark mit etwas Wasser und kalt gepresstem Pflanzenöl oder saurer Sahne verrühren.
3. Frische Kräuter (oder Keimsprossen) hacken und zu dem Quark geben.
4. Schnittlauch klein schneiden und darüber streuen. Tomate vierteln, darauf legen und mit frischen Basilikumblättern dekorieren.

Naturreis mit Gemüse

Für 1 Person
Zubereitungszeit: ca. 35 Minuten

Zutaten

1 Tasse Naturreis • 1 Gewürznelke • 1 Lorbeerblatt • 1/2 Zwiebel • 1 EL Olivenöl • 1/2 Zucchini • 1 Möhre • 1 Handvoll Erbsen • 1 Prise Meersalz • etwas Oregano oder Rosmarin

Zubereitung

1. Etwa 1 Tasse Wasser zum Kochen bringen. Reis, Gewürznelke und Lorbeerblatt ins Wasser geben und etwa 20 Minuten kochen lassen.
2. Zwiebel schälen, fein hacken und im Öl andünsten. Zucchini und Möhre waschen und mit den Erbsen und fein gehackten Kräutern in den Topf geben.
3. Mit wenig Wasser und etwas Meersalz bei schwacher Hitze 10 Minuten dünsten.
4. Reis und Gemüse getrennt anrichten oder miteinander vermengen.

Bunter Frischkostteller

Für 1 Person
Zubereitungszeit: ca. 30 Minuten

Zutaten

2 gedämpfte Kartoffeln • 3 – 4 Salatblätter • 1/2 Zucchini • 3 Radieschen • 1 Möhre • 1 Stück Sellerie • 3 EL Sauermilch (oder fettarmer Joghurt) • 1 EL Apfelessig (oder Zitronensaft) • 1 EL kalt gepresstes Sonnenblumenöl • frische Kräuter

Zubereitung

1. Die Kartoffeln kochen, Salatblätter und Zucchini waschen, Wurzelgemüse mit der Bürste reinigen.
2. Kartoffeln und Radieschen in Scheiben schneiden, Zucchini, Möhre und Sellerie fein raspeln. Alle Teile unvermischt auf die Salatblätter häufen und auf einem flachen Teller dekorativ verteilen.
3. Sauermilch mit Essig oder Zitronensaft und Sonnenblumenöl verrühren.
4. Sauce über die Rohkosthäufchen gießen und mit den fein gehackten Kräutern bestreuen.

Früchte-Quarkcreme

Für 1 Person
Zubereitungszeit: ca. 10 Minuten

Zutaten

50 g Magerquark • 1 TL Leinöl • 1/2 Banane • 1 Pfirsich • 20 g Haferflocken • 1 TL Leinsamen • 10 g gehackte Nüsse • 1 TL Honig • 1 Glas Apfel- oder Ananassaft

Zubereitung

1. In einer Schüssel Quark und Öl gut verrühren.
2. Banane und Pfirsich pürieren.
3. Haferflocken, Leinsamen und gehackte Nüsse mit den Früchten vermengen, zuletzt Quark und 1 Teelöffel Honig hineinrühren.
4. Nach Bedarf mit Apfelsaft oder mit Ananassaft verdünnen.

Tipp
Probieren Sie auch andere Früchte der Saison wie Aprikosen, Himbeeren, Heidelbeeren und Weizen- oder Dinkelflocken.

Blattsalat

Für 1 Person
Zubereitungszeit: ca. 20 Minuten

Zutaten

Je 3–4 Blätter Lollo rosso, Eichblatt- und Römersalat • 1 Tomate • 1 EL Olivenöl • 1 TL Weinessig • Salz • Pfeffer • Kräuter nach Belieben

Zubereitung

1. Die Salatblätter waschen, trockenschleudern und in mundgerechte Stücke zupfen. Die Tomate putzen und in Achtel schneiden.
2. Aus Öl, Essig, Salz und Pfeffer eine Marinade mixen, Kräuter nach Belieben dazugeben. Vorsichtig unter den Salat und die Tomatenachtel geben.

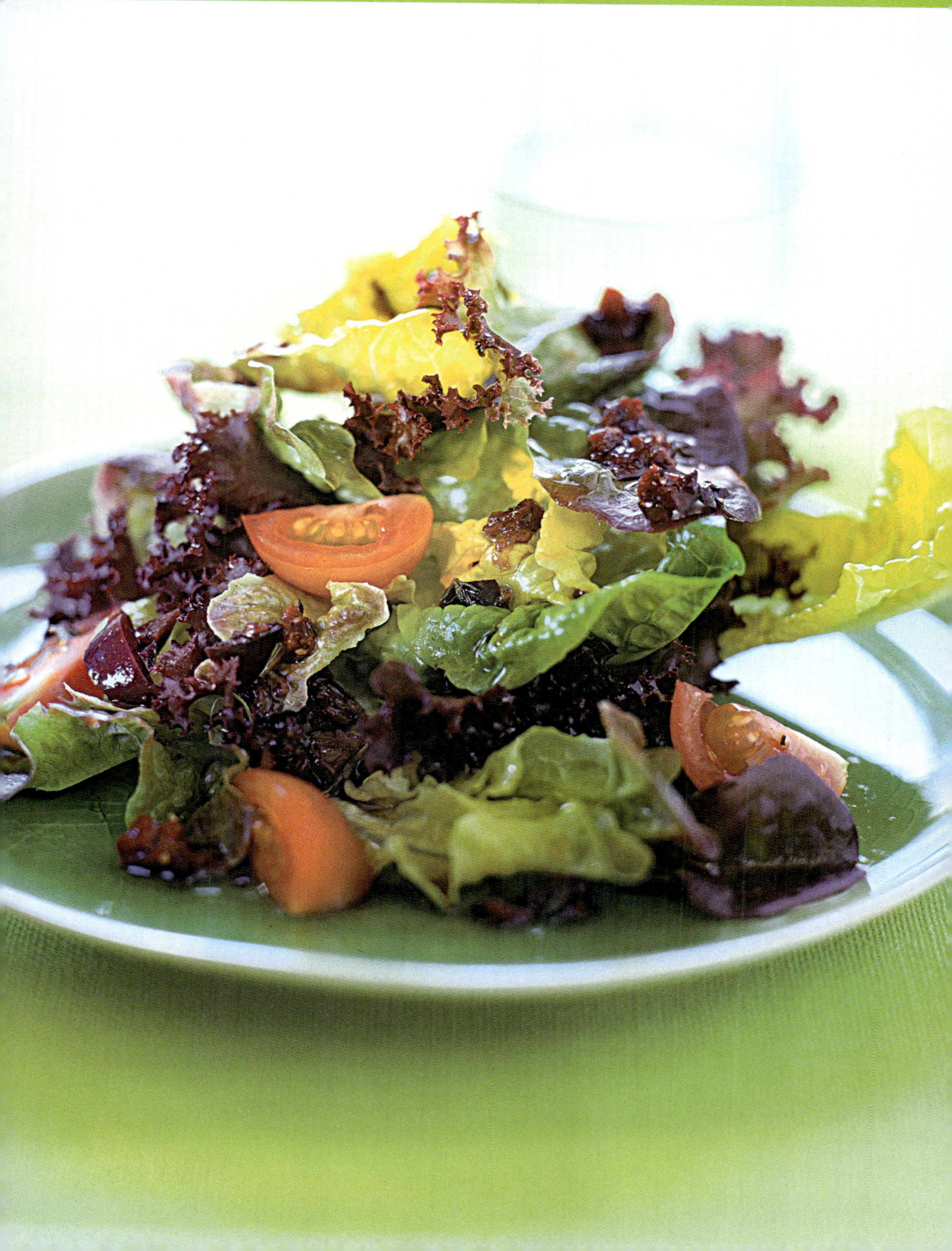

Der Weg zu mehr Gesundsundheit und Wohlbefinden

Willkommen im Kreise fastenerprobter Frauen und Männer! Sie haben eine Woche gefastet, dabei waren Sie Versuchungen ausgesetzt, die Sie tapfer überwunden haben. Ihr Selbstbewusstsein und Ihr Vertrauen in die Fähigkeiten des Körpers sind gestiegen. Sie wissen jetzt, dass Leben ohne feste Nahrung möglich ist – und ohne Hungergefühle! Sie spüren auch, dass etwas »in Gang« gekommen ist, haben wieder mehr Freude an Bewegung, an Wanderungen und Naturerlebnissen.

Auch Ihre Kreativität ist neu erwacht: Sie haben wieder Ideen und Pläne für die Zukunft. Vor allem aber spüren Sie deutlich, dass etwas wieder ins Lot gekommen ist, was vor dem Fasten nicht mehr in Ordnung war.

Blicken Sie mit Stolz auf das bisher Erreichte: Der Spiegel zeigt Ihnen, dass Sie schlanker geworden sind, dass sich Ihre Haut gestrafft hat und Unreinheiten verschwunden sind. Vielleicht haben sich auch Magen-Darm-Probleme gebessert oder Gelenkschmerzen, die Ihre Bewegung eingeschränkt haben.

Nutzen Sie dieses neue Lebensgefühl – gehen Sie weiter auf dem eingeschlagenen Weg!

Ziele setzen

Jetzt wäre der richtige Augenblick, sich neue Ziele zu setzen. Stellen Sie sich vor, Sie stehen an einer Straßenkreuzung. Auf einem Wegweiser steht »Alter Weg«: Dieser Weg führt zurück in den Alltag mit den alten Lebensgewohnheiten wie zum Beispiel Fehlernährung, unkontrollierter Konsum von Alkohol, Zigaretten, Kaffee, Süßigkeiten, Stress in Beruf und Freizeit.

Auf dem anderen Wegweiser steht »Neuer Weg«: Dieser Weg führt Sie weiter, denn er führt zu mehr Gesundheit und Wohlbefinden und damit zu einer besseren Lebensqualität. Sicher, aller Anfang ist schwer. Nehmen Sie sich nicht zu viel auf einmal vor, aber versuchen Sie wenigstens einiges von dem, was Sie im Fasten erlebt und gelernt haben, in Ihrem Alltag umzusetzen. Besonders gut stehen die Chancen für eine Umstellung, wenn es Ihnen gelingt, PartnerIn und Kinder als Wegbegleiter zu gewinnen. Mit Ihrem guten Aussehen nach dem Fasten und der neugewonnenen Vitalität werden Sie bei Ihren Angehörigen sicher in Sachen Gesundheit als Vorbild wirken. In dieser Situation lässt sich auch bei Freunden Einiges bewegen: Laden Sie zu feinschmeckerischen Vollwert-Spezialitäten ein und zu lustvollen Wanderungen und Waldspaziergängen.

7 Tipps für ein bewusstes Leben nach dem Fasten

Wer einmal gefastet hat, sehnt sich meist immer wieder nach dem ganzheitlichen Erlebnis der inneren Reinigung und Entlastung. Beherzigen Sie die folgenden Vorschläge und nehmen Sie so alles Positive aus dem Fasten mit in den Alltag:

- ☐ Vertrauen Sie Ihrem Körper. Hören Sie auf seine Signale, wenn er meldet: »Ich bin satt!« oder »Ich brauche jetzt Ruhe!«
- ☐ Versuchen Sie weiterhin Bewegungs- und Ruhephasen in Ihren Tagesablauf zu integrieren.
- ☐ Bleiben Sie in Bewegung: Wählen Sie eine Ihren Fähigkeiten angemessene Sportart und machen Sie dreimal in der Woche dosiertes Bewegungstraining.
- ☐ Lernen Sie Entspannungsübungen wie autogenes Training, Yoga oder Bilder-Meditation als Hilfe bei der Stressbewältigung im Alltag. Anregungen und Literatur dazu finden Sie ab Seite 124 zu diesem Buch.
- ☐ Reduzieren Sie Ihren Fleischkonsum, essen Sie mehr Vollkornprodukte, Obst und Gemüse. Und trinken Sie täglich 1 1/2 bis 2 Liter reines Quellwasser – außerhalb der Mahlzeiten.
- ☐ Versuchen Sie ganzheitlicher zu leben. Denken Sie mehr als bisher an sich selbst, wenn es um Ihr körperlich-seelisches Wohlbefinden geht.
- ☐ Machen Sie das Fasten zu einer festen Einrichtung in Ihrem Leben: Fasten Sie ein- oder zweimal im Jahr.

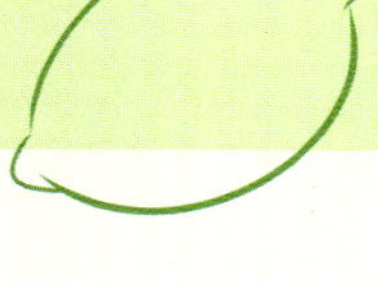

3 Säulen der Gesundheit

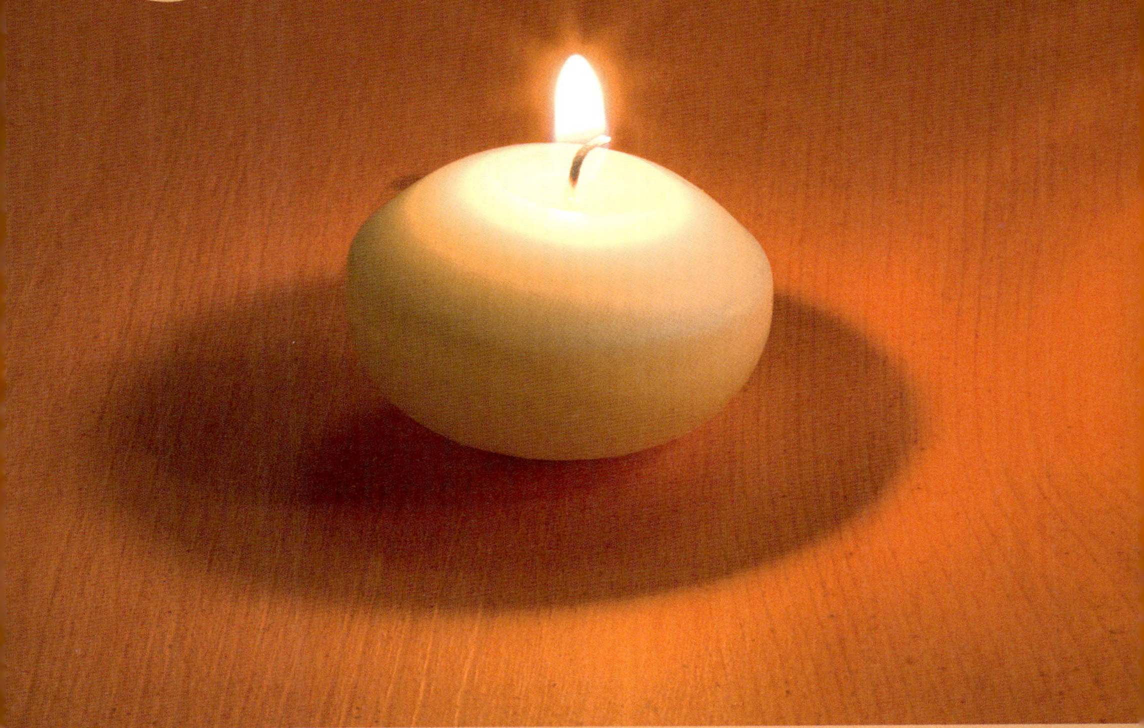

Immer mehr Menschen nehmen sich vor, bewusster zu leben und mehr für ihre Gesundheit zu tun – denn Gesundheit ist unser höchstes Gut. Nutzen auch Sie die Chance! Aus dem tief gehenden Erlebnis des Fastens heraus gelingt es uns wesentlich leichter, krank machende Lebensgewohnheiten

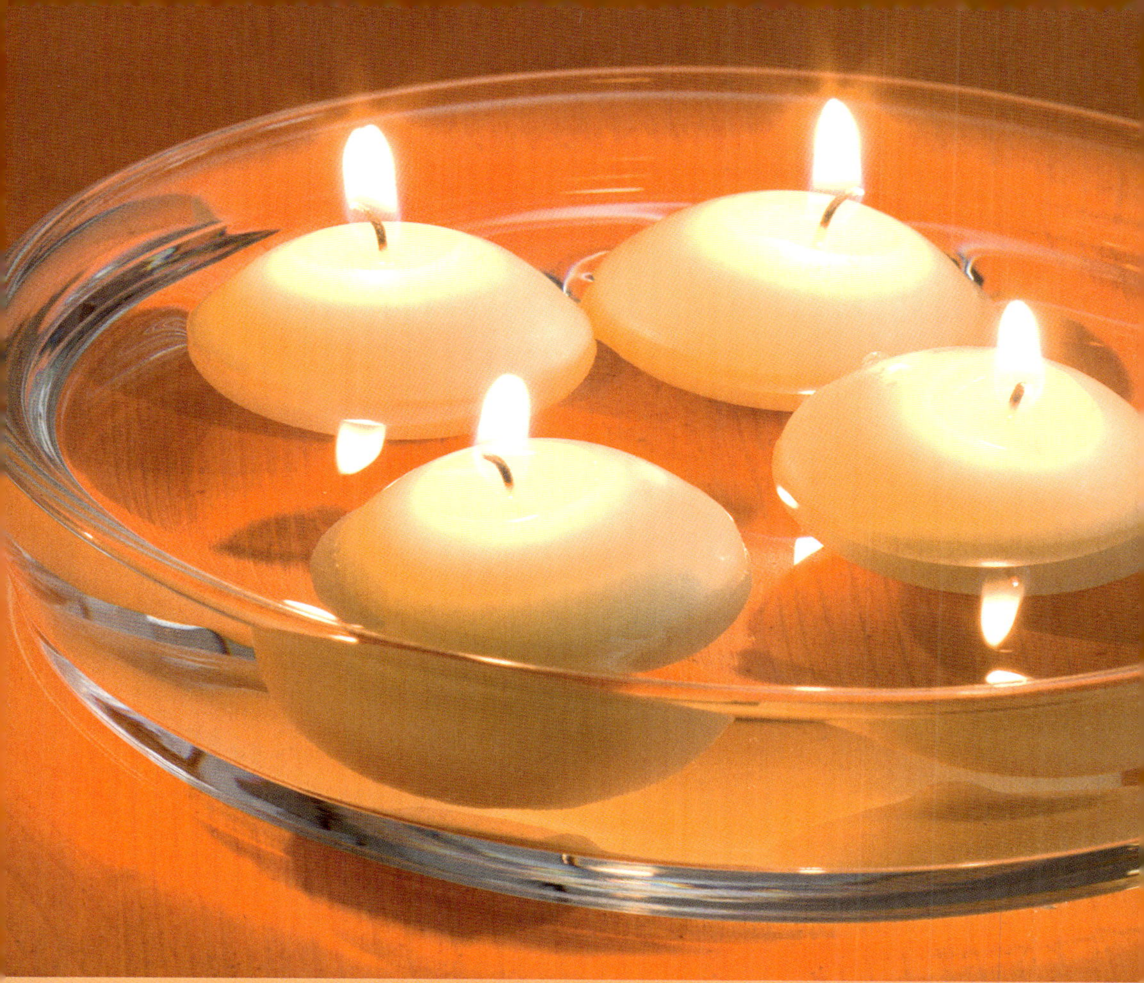

in gesundheitsfördernde umzuwandeln. Die folgenden Seiten zeigen Ihnen, worauf es dabei wirklich ankommt. Hier finden Sie präzise Antworten auf die Fragen: Was schadet mir, was bringt mich weiter auf dem Weg zu mehr Gesundheit, Leistungsfähigkeit und Wohlbefinden.

Gesundheit zum Nulltarif

Gesundheit, Fitness und seelische Ausgeglichenheit stehen bei uns allen an erster Stelle unserer Wunschliste. Wir haben es selbst in der Hand: Durch vollwertige Ernährung, eine gut funktionierende Verdauung, viel Bewegung und regelmäßige Entspannungsübungen schaffen wir die Basis für unser körperliches und seelisches Wohlbefinden – praktisch zum Nulltarif!

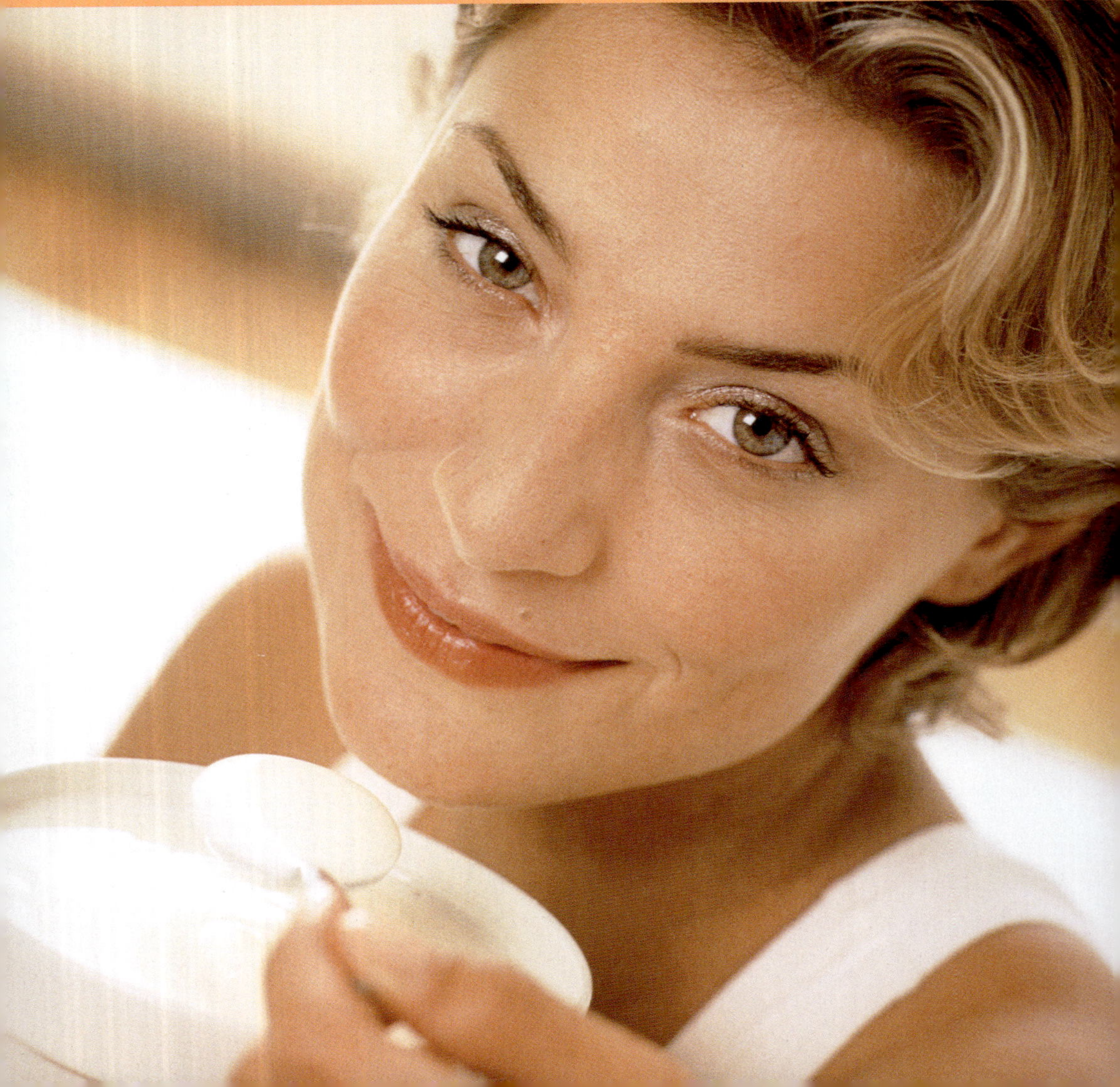

Bewusst leben!

Auch wenn die meisten von uns wissen, wie wichtig eine bewusste Lebensweise für unsere Gesundheit ist – die Realität sieht leider anders aus: So genannte »Wohlstandskrankheiten« nehmen weiter zu, allein 60 Prozent aller vom Arzt behandelten Erkrankungen sind auf Stoffwechselstörungen zurückzuführen – als Folge einer falschen Lebensweise: zu viel und falsches Essen, zu wenig Bewegung, zu viel Stress, zu wenig Ruhe und Entspannung. Den Medizinern ist das bewusst, ebenso den Verantwortlichen im Gesundheitsbereich. Trotzdem werden Präventionsmaßnahmen, also Maßnahmen zur Gesunderhaltung, immer noch zu wenig gefördert, obwohl die Krankheiten, die als Folge falscher Lebensführung entstehen, Jahr für Jahr Milliarden verschlingen. Die Betroffenen wissen meist Bescheid, was an ihrem Lebenswandel allerdings wenig ändert.

Fast zwei Drittel der vom Arzt behandelten Erkrankungen sind auf eine falsche Lebensweise zurückzuführen. Das müsste nicht sein!

Vorbeugen ist wichtig!

»Das Gesundheitsinteresse ist riesig, das Gesundheitswissen ist mäßig, das Gesundheitsverhalten ist miserabel«, schrieb der Dichter Christian Morgenstern vor über 100 Jahren. Daran hat sich bis heute leider wenig geändert. Als Ursachen für diese Fehlentwicklung seien hier nur zwei genannt: Ärzte, die eher an Krankheitssymptomen herumdoktern als den Krankheitsursachen auf den Grund zu gehen, und Patienten, die die Verantwortung für ihre Gesundheit an den Arzt delegieren und extrem medikamentengläubig sind.

Dabei wäre es nur eine Frage der Aufklärung und richtigen Weichenstellung, dafür zu sorgen, dass nicht nur Krankheiten bekämpft werden, sondern die Gesundheit der Menschen bewahrt wird. Und das praktisch zum Nulltarif!

Gesundheit kann ansteckend sein

Wegweiser für eine Gesundheitsvorsorge von heute könnten die »Säulen der Gesundheit« sein, sie bilden die Basis für einen gesunden Körper und einen gesunden Geist: **Ernährung – Ausscheidung – Bewegung – Entspannung**.

Von jeder dieser Säulen aus kann man seine Lebensqualität und Leistungsfähigkeit steigern und jede Säule stützt die drei anderen und festigt sie:
So sorgt **vollwertige Ernährung** für Energie und Nachschub an lebenswichtigen Nährstoffen, was wiederum die Lust an der Bewegung steigert. **Regelmäßige Bewegung** stärkt Herz und Kreislauf und fördert die Fettverbrennung. **Regelmäßige Ausscheidung** entschlackt und entgiftet und schützt vor Darmerkrankungen. **Entspannung** hilft bei der Stressbewältigung und bringt uns wieder ins Lot.
Ein geschlossenes System, das sich selber an- und weitertreibt und ständig neue Lebenskraft produziert. Rüdiger Dahlke, Arzt und Ganzheitsmediziner nennt es »den wunderbaren Effekt ansteckender Gesundheit«.

Mehr Bewusstheit

Mit Bewusstheit, einer weiteren »Säule der Gesundheit«, ist die Gesamtheit der Vorgänge gemeint, durch die wir uns der Außenwelt und unserer Person selbst bewusst werden. Ein Begriff, der für die Umsetzung von Gesundheitswissen in Gesundheitspraxis von entscheidender Bedeutung ist. Gesundheitsbewusstsein bekommen wir allerdings nicht in die Wiege gelegt, wir müssen es lernen.
Schieben Sie die Entscheidung nicht vor sich her, sondern beginnen Sie noch heute, die Verantwortung für Ihre Gesundheit in die eigenen Hände zu nehmen. »Was immer du tust, tu es hier und jetzt«, so der tibetische Meditationsmeister Drukpa Rinpoche, »der Augenblick ist der einzige Ort der Erfahrung, an dem du das Leben packen, erleben und spüren kannst.«

Ob Ernährung und Ernährungsbewusstsein oder Bewegung und Körperbewusstheit – am Anfang sollte sich jeder die Frage stellen: Was macht mich krank und was bringt mich weiter auf dem Weg zu mehr Gesundheit und Lebensfreude?

Ernährung: Wir sind, was wir essen!

Würden Sie einen Porsche mit Heizöl statt mit Superbenzin betanken? Nein! Damit könnte die teure Hochleistungsmaschine nicht lange überleben. Unserem Organismus, noch viel komplizierter und empfindlicher als ein Ottomotor, muten wir noch Schlimmeres zu: Nämlich denaturierte Industrienahrung, d.h. industriell bearbeitete Lebensmittel, deren Qualität im Vergleich zur Vollwertnahrung um ein Mehrfaches schlechter ist als Heizöl. Diese alarmierende Erkenntnis wird durch den neuesten Ernährungsbericht des Gesundheitsministeriums bestätigt. Darin heißt es: Wir essen zu viel und häufig das Falsche, was, wie bereits erwähnt, zu Übergewicht und Stoffwechselerkrankungen führt. Dies bedeutet, dass Fehlernährung zum Gesundheitsproblem Nummer eins geworden ist.

Industriell hergestellte Lebensmittel liefern zu wenig essentielle Nährstoffe.

Worauf es ankommt

Um besser zu begreifen, was mit unserer Ernährung falsch läuft, sollten wir hinterfragen, auf was es bei der richtigen Ernährung ankommt. Einer der bekanntesten Ernährungsphysiologen in Deutschland, Prof. Claus Leitzmann, hat in seinem Buch »Vollwerternährung« (siehe Seite 125) die Antwort in einfache Sätze gefasst:

- »Richtig ist unsere Ernährung, wenn sie den Energiebedarf deckt, alle lebenswichtigen Nährstoffe enthält und frei von schädlichen Substanzen ist.«
- »Wichtig ist Ernährung, weil sie die Grundbausteine für den Aufbau und Ersatz körpereigener Substanzen liefert, die Widerstandskraft gegen Krankheiten stärkt und die geistige Leistungsfähigkeit erhöht.«

Nahrungsergänzungsmittel ersetzen keine Vollwerternährung

Industrienahrung und andere haltbar gemachte Nahrungsmittel aus dem Supermarkt decken zwar den Energiebedarf, liefern aber keine oder zu wenig essentielle Nährstoffe. Außerdem sind sie belastet durch Konservierungsstoffe, Farb-, Geruchs- und Geschmacksstoffe und durch Spritz- und Düngemittel aus der konventionellen Landwirtschaft. Dieses Defizit lässt sich auch nicht durch teure Nahrungsergänzungsmittel wie Multivitamintabletten und andere synthetische Produkte der Pharmaindustrie ausgleichen. Eine Überdosierung von Vitamintabletten kann sogar gesundheitsschädigende Folgen haben. Wer sich jedoch vollwertig ernährt und seinen Speiseplan abwechslungsreich gestaltet, wird mit allen lebenswichtigen Substanzen ausreichend versorgt.

Nährstoffe und gesundheitsfördernde Substanzen

Essentielle Nährstoffe sind Substanzen, die der Mensch für die Erhaltung seiner Lebensvorgänge benötigt, die er aber im Stoffwechsel nicht selbst herstellen kann und daher mit der Nahrung aufnehmen muss. »Essentiell« bedeutet daher: lebensnotwendig und zufuhrnötig.
Zu den essentiellen Nährstoffen gehören Vitamine, Mineralstoffe, Aminosäuren und ungesättigte Fettsäuren.
Zu den gesundheitsfördernden Substanzen zählen die bioaktiven Substanzen und die Ballaststoffe. Vorkommen: hauptsächlich in Vollkorn und Vollkornprodukten, Obst, Gemüse, Hülsenfrüchten, Milch und Milchprodukten, Fisch; zum Teil auch in Fleisch und Fleischprodukten.

Was ist Vollwerternährung?

Wie richtige Vollwerternährung aussehen sollte, haben Ernährungsphysiologen aus Gießen bereits vor mehr als zehn Jahren formuliert. Ihre Definition von »vollwertig« ist als »Gießener Formel« allgemein bekannt geworden; nach ihr orientieren sich heute Ernährungsfachleute, aber auch interessierte Laien:
»Vollwerternährung ist eine überwiegend pflanzliche (lakto-vegetabile) Ernährungsweise, bei der gering verarbeitete Lebensmittel bevorzugt werden. Gesundheitlich wertvolle, frische Lebensmittel werden zu genussvollen und bekömmlichen Speisen zubereitet. Die hauptsächlich verwendeten Lebensmittel sind Gemüse und Obst, Vollkornprodukte, Kartoffeln, Hülsenfrüchte sowie Milch und Milchprodukte, daneben können auch geringe Mengen an Fleisch, Fisch und Eiern enthalten sein. Etwa die Hälfte der Nahrungsmittel besteht aus unerhitzter Frischkost.«
Mit der Vollwerternährung sollen außerdem hohe Lebensqualität durch Gesundheit, Schonung der Umwelt und soziale Gerechtigkeit weltweit gefördert werden. Wichtige Erkenntnisse der Gießener Ernährungsexperten führten zur Empfehlung, Lebensmittel so natürlich wie möglich zu belassen, da bei der Verarbeitung ein Teil oder sogar der Großteil an wertvollen Inhaltsstoffen verloren geht – Ausnahmen sind Kartoffeln und Hülsenfrüchte, die im Rohzustand toxisch sind. Sie sollten daher möglichst oft Rohkost auf den Tisch brin-

gen: zum Beispiel Salat als Vorspeise und Obst zwischen den Mahlzeiten. Wer bisher vorwiegend Gekochtes gegessen hat, braucht zwar einige Zeit für die Umstellung, aber bereits nach einigen Wochen hat sich der Magen an die »Frischkost« gewöhnt und man möchte ihren Geschmack nicht mehr missen.

Umstellung auf Vollwertkost

Es wäre ein Riesenschritt in Richtung Gesundheit, könnten Sie Ihre Ernährung kurzfristig auf »vollwertig« umstellen. Und zwar mit Lebensmitteln, die diesen Namen verdienen und nicht nur leere Kalorien liefern. Nur – wer schafft das schon von heute auf morgen? Fangen Sie also mit kleinen Schritten an: Essen Sie weniger Fleisch und Wurst, dafür mehr Gemüse und Milchprodukte. Sorgen Sie dafür, dass Vollkorn in Ihr »täglich Brot« kommt und der Obstteller nachgefüllt wird. Bereits nach einigen Wochen werden positive Auswirkungen deutlich erkennbar sein und Sie ermutigen, auf diesem Weg weiterzugehen.

Auch das gehört zur vollwertigen Ernährung: Werden Sie als Konsument kritischer und prüfen Sie, was Sie in Ihren Einkaufskorb legen. Kaufen Sie nur Produkte, deren Inhalte klar deklariert sind (mit Verpackungs- oder Haltbarkeitsdatum). Bevorzugen Sie Lebensmittel aus kontrollierter biologischer Erzeugung und kaufen Sie Bioprodukte aus Ihrer Region – wenn möglich, direkt beim Bauern. Wenn wir Verbraucher vollwertigen Nahrungsmitteln den Vorzug geben, wird auch die Qualität des Angebots in den Märkten steigen.

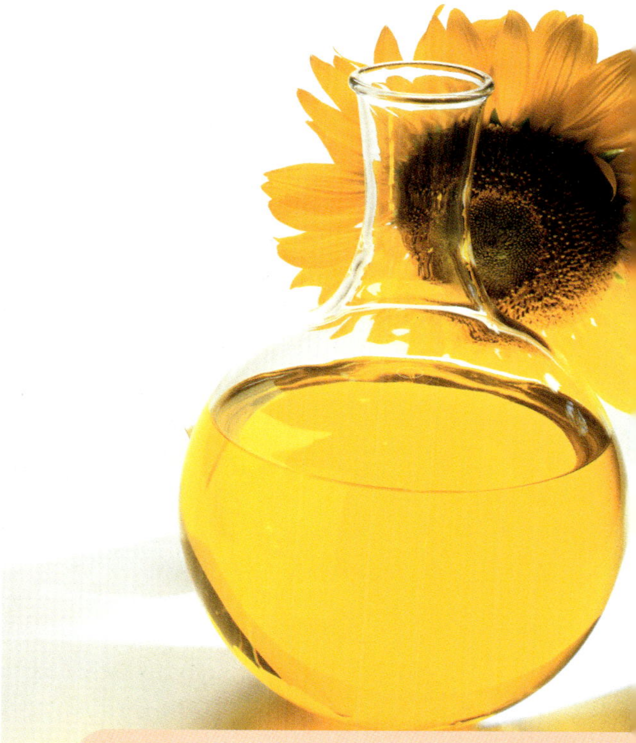

Kalt gepresste Pflanzenöle sind wichtiger Bestandteil der Vollwerternährung.

Vollwertkost leicht gemacht

In dieser Tabelle finden Sie vollwertige Lebensmittel. Jede Lebensmittelgruppe enthält Empfehlungen von 1 bis 3 – so sehen Sie auf einen Blick, was für Ihre Ernährung sehr gut, gut oder nicht so gut ist.

Lebensmittel	Anteil an Nahrung	1: Sehr empfehlenswert	2: Empfehlenswert	3: Weniger empfehlenswert
Getreide	1/2 der Nahrungsmenge aus 1 und 2	Gekeimtes Korn, Vollkornschrot, Vollkornflocken, frisch gequetscht, Naturreis	Vollkornprodukte wie Nudeln, Vollkornbrot, Vollkorngerichte, gekocht und gebraten	Graubrot, Weißbrot, Weißmehlnudeln, Cornflakes, Feinbackwaren aus Auszugsmehl
Gemüse, Obst	1/2 der Nahrungsmenge aus 1 und 2	Frischgemüse, milchsaures Gemüse, frisches Obst	Erhitztes Gemüse, erhitztes Obst, Tiefkühlgemüse, Tiefkühlobst	Gemüsekonserven, Obstkonserven
Kartoffeln	1/2 der Nahrungsmenge aus 1	Gekochte Kartoffeln	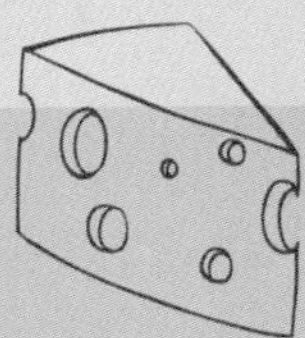	Fertigmischungen (z. B. Knödel), Pommes frites, Chips
Hülsenfrüchte	1/2 der Nahrungsmenge aus 1	Gekeimte, blanchierte Hülsenfrüchte, erhitzte Hülsenfrüchte		
Nüsse, Pflanzenöle und -fette	1/2 der Nahrungsmenge aus 1 und 2	Nüsse, Mandeln, Ölsamen (Sonnenblumenkerne), Ölfrüchte (Oliven)	Kalt gepresste Pflanzenöle, ungehärtete Pflanzenmargarine, Butter	Extrahierte, raffinierte Fette und Öle, gehärtete Margarine, Kokosfett, Butterschmalz
Milch und Milchprodukte	1/2 der Nahrungsmenge aus 1 und 2	Vorzugsmilch, pasteurisierte Vollmilch, Topfen (Quark), Molke, Sauermilchprodukte	Magerer Käse (ohne Zusatzstoffe), fetter Käse in kleinen Mengen	H-Milch (-produkte), Milchprodukte mit Zutaten, Kondensmilch, Milchpulver, Schmelzkäse

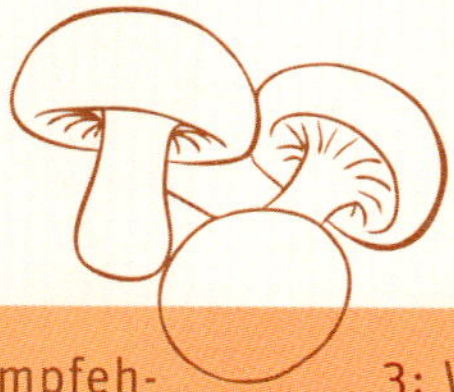

Lebensmittel	Anteil an Nahrung	1: Sehr empfehlenswert	2: Empfehlenswert	3: Weniger empfehlenswert
Fleisch	2-mal die Woche		Geflügel, Lamm, Rind, Wild, gekocht und gebraten	Wurstwaren, Fleischwaren, Innereien (Konserven)
Fisch	2-mal die Woche	Frische Süßwasser- und Meeresfische	Tiefgefrorener Fisch	Fische aus belasteten Gewässern, Fischkonserven
Eier	2 – 3 Stück die Woche		Eier von freilaufenden Hühnern	Eier aus Legebatterien, Eipulver
Getränke	Vorwiegend aus 1 und 2	Quellwasser, ungechlortes Leitungswasser, Mineralwasser, verdünnte Frucht- und Gemüsesäfte, frisch gepresst, Kräuter und Früchtetees	Verdünnte Frucht- und Gemüsesäfte, Getreidekaffee, parfümierte Tees	Fruchtnektar, Kakao, Bohnenkaffee, schwarzer Tee, Bier, Wein, Limonaden, Cola, Instant-Getränke
Süßigkeiten	In kleinen Mengen aus 1 und 2	Süßes frisches Obst, Honig	Trockenobst (eingeweicht), Apfel-Birnen-Dicksaft, Ahornsirup, Vollkorngebäck, Schokolade, Speiseeis	Haushalts-, Fruchtzucker, brauner Zucker, Süßstoffe, Süßwaren aller Art, Weißmehlgebäck wie Torten und Kuchen
Kräuter und Gewürze	Gut dosiert aus 1 und 2	Frische Küchenkräuter, ganze oder frisch gemahlene Gewürze	Getrocknete oder Gefrierkräuter, gemahlene Gewürze, Gewürzmischungen, Meer- und Kochsalz	Aromastoffe, Geschmacksverstärker (Glutamat), Kräutersalz, Kochsalz

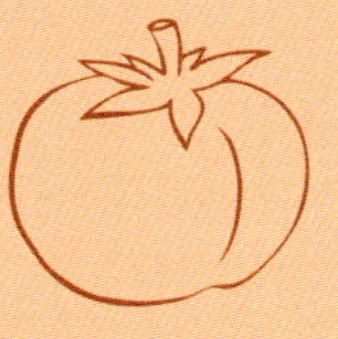

Nach: Koerber/Männle/Leitzmann, Vollwerternährung

Bei der Verwendung der Tabelle auf Seite 96/97 sind noch ein paar grundsätzliche Aspekte wichtig, die Sie besonders beachten sollten:

- Pflanzliche Lebensmittel sollten gegenüber tierischen bevorzugt werden.
- Die empfohlenen Lebensmittel sollten möglichst aus kontrollierter biologischer Erzeugung stammen.
- Geben Sie biologischen Lebensmitteln aus regionaler Erzeugung und nach jahreszeitlichem Angebot den Vorzug.
- Meiden Sie schadstoffbelastete und unter Anwendung von Gentechnik erzeugte Lebensmittel.

Fünf Tipps für eine vollwertige Ernährung

- Sich schlank essen. Kalorienarme Lebensmittel helfen, die Figur »in Form« zu halten. Mit Frischkost aus Blattsalaten und Wurzelgemüse, Frischobst und Gerichten aus Hülsenfrüchten nehmen Sie ab, während Ihr Organismus viele gesunde Vital- und Ballaststoffe aufnimmt.
- Schonend zubereiten. Langes Kochen zerstört Nährstoffe und Ballaststoffe. Es empfiehlt sich deshalb, Gemüse im eigenen Saft zu dünsten oder im Dampf zu garen. Als Geräte eignen sich Wok und Edelstahltöpfe mit Zargenverschluss.
- Ballaststoffreiche Kost füllt den Darm, sorgt für regelmäßigen Stuhlgang und beugt Darmerkrankungen und Dickdarmkrebs vor. Mit Vollkorn, Obst, Gemüse und Hülsenfrüchten wie Bohnen, Erbsen, Linsen leben Sie ballaststoffreich.
- Kalt gepresste Pflanzenöle sind ein wichtiger Bestandteil der Vollwertküche. Sie enthalten essentielle Fettsäuren (Linolsäuren), die unentbehrlich sind für die Zellerneuerung. Mit Nussöl, Mohnöl, Distel- und Kürbiskernöl werden Salate zu einem besonderen Genuss!
- Zucker reduzieren. Der Verbrauch von isoliertem Zucker/Industriezucker ist auf fast 40 kg pro Person und Jahr gestiegen. Er ist für die Vollwerternährung nicht zu empfehlen. Süßen Sie bevorzugt mit Honig, mit Birnen- oder Apfeldicksaft.

Ausscheidung: Gesundheit beginnt im Darm

Wussten Sie, dass heute bereits jeder Dritte an Magen-Darm-Erkrankungen mit den Folgen Blähungen, chronischer Durchfall und Obstipation (Stuhlverstopfung) leidet? Auch Darmkrebs ist weiter auf dem Vormarsch.
Diese Themen blenden wir gewöhnlich lieber aus, viel lieber unterhalten wir uns übers Essen und Trinken – über die schönen Dinge aus Küche und Keller! Das ist nicht überall auf der Welt so. Es gibt Kulturen, in denen die Ausscheidung genauso ernst genommen wird wie die Nahrungsaufnahme. Für viele afrikanische Völker ist der Bauch sogar Sitz der Seele. Tatsächlich haben Wissenschaftler verschiedener Universitäten in den USA und Europa herausgefunden, dass es so etwas wie »ein Gehirn des Magens« gibt, von dem aus wichtige Vorgänge im gesamten Verdauungssystem selbstständig gesteuert werden.

Wichtig: die Befreiung von Giftstoffen

Warum ist eine gesunde Verdauung für unsere Gesundheit so wichtig? Zum einen, damit wir die unverdaulichen Nahrungsreste loswerden, bevor sie in Gärung übergehen und Magen-Darm-Probleme verursachen. Zum anderen, weil auf diesem Weg Stoffwechselrückstände, die an Gefäßinnenwänden und im Bindegewebe abgelagert wurden, entsorgt werden, ebenso Giftstoffe, die wir mit der Nahrung oder aus der Umwelt aufgenommen haben.

Eine gelegentliche Ruhezeit für Magen und Darm durch Fasten ist ideal, damit sich der gesamte Verdauungstrakt immer wieder regenerieren kann.

Verdauung fördern

Das Beste, was Sie für eine gut funktionierende Verdauung tun können, ist die Umstellung auf vollwertige Ernährung. Je größer der Anteil an Gemüse, Obst und Vollkorn in Ihrer Nahrung ist, desto mehr Ballaststoffe nehmen Sie auf. Ballaststoffreiche Kost wiederum garantiert regelmäßigen Stuhlgang und reduziert die Gefahr von Magenkrebs. Sehr wichtig für eine gesunde Verdauung ist auch ausreichendes Wassertrinken. Diese gesund erhaltende Maßnahme wird erst allmählich in seiner ganzen Bedeutung erkannt: Wasser regelt alle wichtigen Körperfunktionen wie Stoffwechsel, Verdauung und Kreislauf, es wirkt auf chemischem Weg als Lösungs-, Transport- und Reinigungsmittel und ist deshalb unentbehrlich für das Funktionieren der Ausscheidung. Innerhalb von 24 Stunden werden unsere Nieren von etwa 1500 Liter Blut durchspült. 1 1/2 bis 2 Liter Wasser werden täglich ausgeschieden und müssen durch Trinken ersetzt werden, um die Körperfunktionen aufrechtzuerhalten. Wer zu wenig Wasser trinkt, muss damit rechnen, dass sein Körper austrocknet und der Alterungsprozess schneller fortschreitet.

Cola, Limonaden und andere Industriegetränke sind kein Ersatz für reines Quellwasser.

Regenerieren und sanieren

Was unserem Körper einmal im Jahr guttut, ist eine gründliche Reinigung von innen heraus durch Fasten oder eine F. X. Mayr-Kur. Bereits beim 7-Tage-Fasten können wir so den Großteil jener Gift- und Stoffwechselrückstände los-

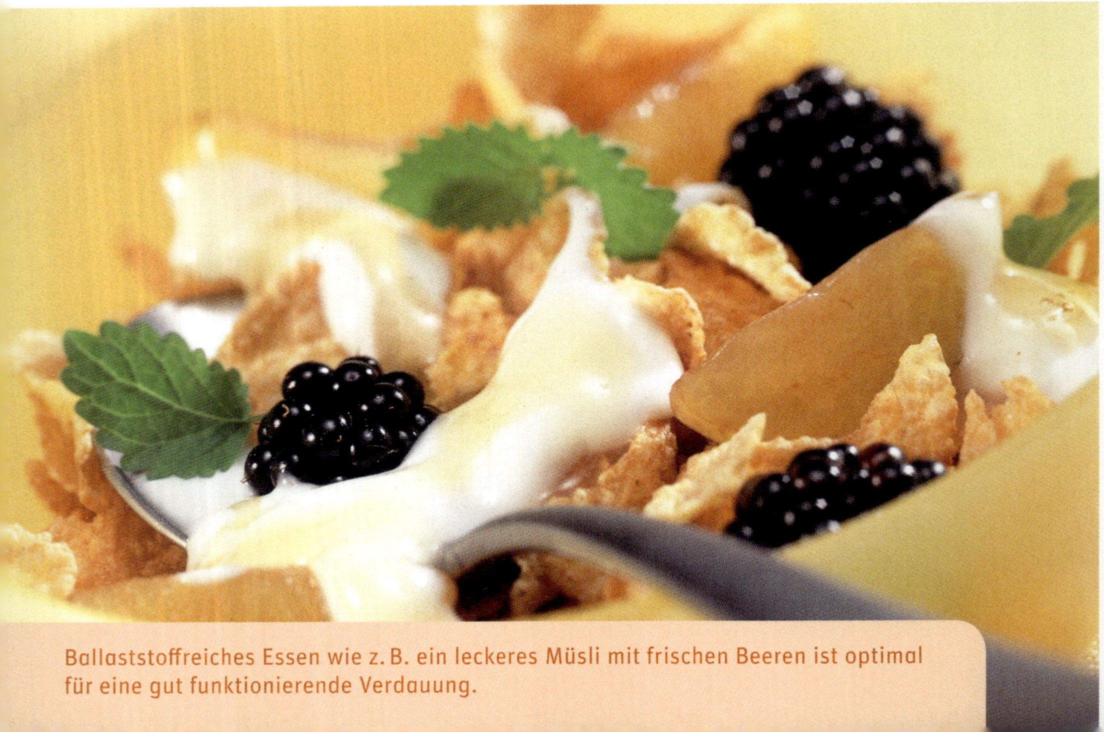

Ballaststoffreiches Essen wie z. B. ein leckeres Müsli mit frischen Beeren ist optimal für eine gut funktionierende Verdauung.

werden, die sich in Fettdepots und Bindegewebe abgelagert haben. Zugleich wird der Darm saniert, die Immunabwehr gestärkt, Stoffwechselstörungen werden behoben, das Körpergewicht wird reduziert.
Ideal für eine Entschlackung zwischendurch ist der Entlastungstag – und zwar ein Mal pro Woche, wie er vor dem Einstieg ins Fasten praktiziert wird (siehe Seite 51) – mit Gerichten, die bekömmlich sind und die Verdauung fördern. Als Lebensmittel für den Entlastungstag eignen sich Gemüse (Blatt- und Wurzelgemüse), Kartoffeln, Obst, Hirse, Reis und Sauermilchprodukte sowie Entschlackungstees (siehe Seite 56/57) aus dem reichen Angebot unserer heimischen Heilpflanzenflora.

Was Sie für einen gesunden Darm tun können

- Ballaststoffreich essen – das füllt den Darm und regt die Darmtätigkeit an. Rohkostteller statt Suppe, Frischkornmüsli statt Frühstücksbrötchen und etwas Leinsamen im Joghurt sorgen für gute Verdauung und rasche Entleerung.
- Lebenselixier Wasser. Trinken Sie täglich 1 1/2 bis 2 Liter Wasser. Und zwar kontrolliert und nicht erst, wenn der Durst sich meldet. Am besten vormittags und am Nachmittag und nicht zu den Mahlzeiten, damit die Ausscheidung funktioniert und der Kreislauf stabil bleibt.
- Entstauen – Entschlacken. Dabei helfen auch Massagen und Lymphdrainagen, Sauna und Tepidarium (trockener Schwitzraum mit 45 °C) sowie heiß-kalte Wechselduschen. Gleichzeitig werden die Gefäße und der Kreislauf trainiert.
- Legen Sie einmal in der Woche einen Entlastungstag ein. Bei leichter, natürlicher Kost, die entwässert, entschlackt und mit der Sie auch Ihr Gewicht besser halten können.
- Planen Sie einmal im Jahr eine Ferien-Fastenwoche ein. In dieser Zeit können Sie abnehmen, gründlich entschlacken und den Darm sanieren. 7-Tage-Fasten bietet eine gute Gelegenheit, auch geistig-seelisch wieder ins Lot zu kommen.

Bewegung: Training hält uns fit

Von unseren steinzeitlichen Vorfahren haben wir ein leistungsfähiges Herz-Kreislauf-System und einen hoch entwickelten Bewegungsapparat geerbt, nutzen beides aber viel zu wenig. Während jene ausschließlich zu Fuß unterwegs waren, bewegen wir uns fast nur noch auf Rädern fort. Die Folgen sind: Herz-Kreislauf-Erkrankungen, Stoffwechselerkrankungen, Rücken- und Gelenkprobleme.

Wie bringen wir Bewegung in unser Leben?

Da in heutiger Zeit im Grunde keine Notwendigkeit mehr besteht, lange zu Fuß zu gehen und bei vielen von uns die Lust auf Bewegung im Laufe der Jahre abnimmt, müssen wir uns Bewegung selbst verordnen – unserer Gesundheit zuliebe. Das Wie ist dabei jedem selbst überlassen. Hauptsache, es macht Spaß und schadet uns nicht.

Wichtig beim Bewegungstraining ist vor allem der Spaßfaktor!

Ob schlank oder übergewichtig, gut in Form oder untrainiert: Für jeden gibt es das passende Bewegungstraining. Schlecht beraten ist allerdings, wer mit Übergewicht und untrainiert zu joggen beginnt, nur weil es gerade so populär ist. Er wird – wie die Erfahrung zeigt – bereits nach kurzer Zeit mit Schmerzen im Rücken und in den Gelenken aufgeben müssen.

Was bewirkt Bewegungstraining?

Regelmäßig durchgeführt und individuell abgestimmt, führt Bewegungstraining zu einer ökonomischen Herzarbeit und damit zu einem Leistungszuwachs des Herzens. Wenn wir uns bewegen, setzen wir Reize: Nach dem »Arndt-Schultz'schen Gesetz der funktionellen Anpassung« fachen schwache Reize die Lebenskräfte an, starke Reize bauen sie aus und zu starke schädigen sie. Wenn Sie untrainiert sind, sollten Sie deshalb mit kleinen Trainingseinheiten beginnen und diese kontinuierlich steigern. Nach zwei bis drei Wochen regelmäßigen Trainings ist Ihre Leistungsfähigkeit dann bereits so gut, dass Sie, ohne sich zu schaden, an Ihre Belastungsobergrenze gehen können.

Richtig dosiertes Herz-Kreislauf-Training, regelmäßig durchgeführt, bringt folgende positive Veränderungen:

- Bewegung aktiviert den Kreislauf, die Sauerstoffversorgung des Organismus wird deutlich gesteigert.
- Die Herzleistung verbessert sich, damit wird auch die Durchblutung des Körpers und seiner Organe gefördert.
- Die Fettverbrennung kommt in Gang, wir nehmen ab – auch nachts während des Schlafens..
- Stoffwechselstörungen bessern sich oder verschwinden.
- Wir schwitzen und scheiden dabei Schlacken- und Giftstoffe aus.
- Bewegungstraining hilft beim Stressabbau und führt zu einem besseren Körpergefühl.

Die nachfolgende Tabelle liefert Ihnen einige Anhaltspunkte, wie hoch der Energieverbrauch bei unterschiedlichen Tätigkeiten bzw. Sportarten ist:

Kalorienverbrauch bei unterschiedlichen Tätigkeiten

Tätigkeit	Kalorienverbrauch bei 30 Minuten	Entsprechender Kaloriengehalt von Lebensmitteln
Stehen	18 kcal	2 Gummibärchen
Leichte Hausarbeit (z. B. Bügeln)	68 kcal	2 Scheiben Knäckebrot
Rasen mähen	96 kcal	2 Kugeln Eis
Gehen (4 km/h)	102 kcal	200 g Joghurt
Schwimmen	136 kcal	1/2 Liter Magermilch
Gymnastik	200 kcal	2 Bananen
Radfahren (25 km/h)	292 kcal	1 Liter Bier
Wandern (mit Steigung)	372 kcal	1 Liter Cola
Laufen/Jogging	436 kcal	2 Leberkäse-Semmeln
Skilanglauf (zügig)	586 kcal	1 Tafel Schokolade

Wichtig bei der Wahl der passenden Sportart ist vor allem, dass die Trainingsbedingungen stimmen: Es muss die entsprechende Ausrüstung an Geräten und auch Kleidung vorhanden sein und das Trainingsgelände muss für die jeweilige Sportart geeignet sein.

Was brauchen wir für welche Sportart?

Sportart	Trainingsgelände	Gerät, Kleidung
Hometrainer	Wohnung, Balkon oder Terrasse	Hometrainer, leichte Bekleidung
Skilanglauf, Skiwandern	Gespurte Loipe oder verschneite Felder und Wiesen	Langlaufskier, -stöcke, -schuhe, warme Sportkleidung
Schwimmen	Meer, See, Schwimmbad, Hallenbad	Badehose, Badeanzug, Schwimmbrille
Tanzen	Zu Hause oder in der Tanzschule	CD-Player, Radio
Laufen (Joggen)	Verkehrsarme Straßen, Güterwege, Waldwege	Laufschuhe, Sportbekleidung, Pulsmesser
Schnelles Gehen (Walking)	Wanderwege, Waldwege	Sportschuhe, Sportkleidung, Regenschutz, Wanderschuhe, Wanderkleidung
Gehen mit Stöcken (Nordic Walking)	Wanderwege, Waldwege und freies Gelände	Sportschuhe, Sportkleidung, Regenschutz, Teleskop-Stöcke, Pulsmesser
Bergwandern	Wanderwege im Mittelgebirge, alpine Wanderwege	Bergschuhe, wetterfeste Bekleidung, Bergstöcke
Radfahren	Verkehrsarme Straßen und Radwege, Mountainbike-Strecken	Radkleidung und Helm, Rennrad, Mountainbike, Tourenrad

Bewegung richtig dosiert

Ein positiver Trainingseffekt ist zu erreichen, wenn Sie mindestens dreimal die Woche (besser jeden zweiten Tag) eine halbe Stunde joggen, walken, Rad fahren etc. Der oft gehörte Einwand: »Wochentags habe ich keine Zeit, ich mach's am Wochenende, dafür drei Stunden lang«, ist gut gemeint, aber leider falsch! Positive Trainingseffekte entstehen durch regelmäßige und individuell dosierte Einheiten und nicht durch seltene Kraftakte, die nur überfordern.

Pulsmessen und Übungseinheit

Stellen Sie fest, welche Pulsfrequenz als Leistungsobergrenze für Sie richtig ist. Die Formel dafür lautet: 180 minus Lebensalter.

Drei Beispiele für die Pulsobergrenze:
Für einen 40-Jährigen:
180 – 40 = 140 Pulsobergrenze
Für einen 50-Jährigen:
180 – 50 = 130 Pulsobergrenze
Für einen 60-Jährigen:
180 – 60 = 120 Pulsobergrenze

In den ersten Trainingswochen genügt es, wenn Sie 60 bis 80 Prozent dieser Pulsfrequenz erreichen. Als Anfänger können Sie auch ein Puls-Messgerät benutzen, das ständig Ihre Pulsfrequenz anzeigt.

Und so sollte eine Übungseinheit aussehen: Zehn Minuten langsam laufen oder gehen (aufwärmen); zehn Minuten Bewegung mit Puls im oberen Bereich; zehn Minuten auslaufen (mit Dehnen und Muskelkräftigen).

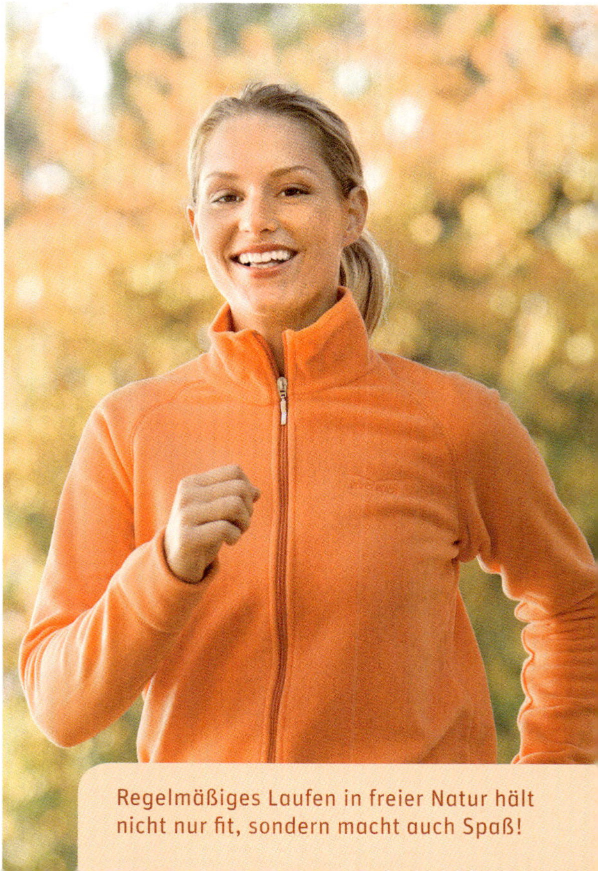

Regelmäßiges Laufen in freier Natur hält nicht nur fit, sondern macht auch Spaß!

Dehnübungen sind wichtig für Muskeln und Gelenke

Bewegung soll Spaß machen und Lust auf mehr. Dies ist mit schlaffen und verkürzten Muskeln kaum zu erreichen. Also müssen die kurzen Muskeln gedehnt, die schlaffen gekräftigt und die Gelenke beweglicher gemacht werden. Der Sportmediziner Dr. Eduard Lanz aus Graz hat dazu das D-K-B-System entwickelt mit einfachen Übungen fürs Dehnen, Kräftigen und Bewegen (siehe Seite 125). Wer vor und nach dem Bewegungstraining regelmäßig Dehn- und Kräftigungsübungen macht, kann sicher sein, vor Verletzungen und Schmerzen im Muskelbereich weitgehend verschont zu bleiben.

Fünf Tipps für ein Training, das fit hält und Spaß macht

- Wählen Sie die richtige Trainingsmethode. Ob schlank oder übergewichtig, ob jung oder älter – für jeden gibt es das passende Bewegungstraining (siehe auch Seite 102). Es muss nur Ihrem Fitnessstand angemessen sein und Spaß machen.
- Kein Leistungssport für Untrainierte! Training in einer Gruppe ist häufig mit einem gewissen Leistungsdruck und Stress verbunden (z. B. Aerobic). Trainieren Sie deshalb anfangs lieber allein oder mit einem Partner, der etwa gleich leistungsstark ist.
- Einmal wöchentlich genügt nicht. Machen Sie es von Anfang an richtig: Dreimal in der Woche (oder jeden zweiten Tag) eine dosierte Trainingseinheit von 30 Minuten. Mehrstündige Kraftakte am Wochenende haben bei Untrainierten negative Wirkungen und bergen ein stärkeres Verletzungsrisiko.
- Muskeln dehnen und kräftigen – damit Sie vor Verletzungen verschont bleiben und weiter Spaß an der Bewegung haben. Nach jeder Trainingseinheit, aber auch nach Wanderungen und Spaziergängen.
- Auch Regenwetter hat seinen Reiz. Setzen Sie sich dem Training auch bei schlechtem Wetter aus. Regen, Wind und Kälte sind Klimareize, die Ihr Immunsystem stärken und die Hautdurchblutung fördern. Wetterfeste Sportkleidung gehört dazu.

Die Sache mit der Fettverbrennung

Wer zu trainieren beginnt, um abzunehmen, muss sich etwas gedulden, bis die Fettpolster zu schmelzen beginnen – nämlich zwei bis drei Monate. Schneller geht es, wenn Sie fasten und sich gleichzeitig viel bewegen: Da fängt der Fettabbau bereits nach zwei bis drei Tagen an.
Warum ist das so? Beim Untrainierten fehlen zunächst die für die Fettverbrennung nötigen Enzyme. Doch bereits nach einigen Wochen regelmäßigen Trainings beginnt sich die Biochemie des Körpers langsam zu verändern und nach zwei bis drei Monaten werden in einer Stunde Bewegung im aeroben Bereich 50 Gramm Fett abgebaut (was fast 500 Kalorien entspricht). Das Besondere dieser neuen Stoffwechsellage ist, dass auch nach dem Trainieren Fett weiter verbrannt wird, was bedeutet, dass Sie buchstäblich auch »im Schlaf« weiter abnehmen.

Entspannung: Die innere Mitte finden

Wir leben in einer Wohlstandsgesellschaft. Den meisten von uns geht es wirtschaftlich gut, wir können uns (fast) alles leisten. Wohlstand hat allerdings seinen Preis: Zu viel Arbeit, ständiger Leistungsdruck, Zeitdruck und psychische Anspannung bringen uns aus dem Gleichgewicht. Was meist fehlt, ist der Gegenpol zur Anspannung – die Entspannung.
So ist es dann nur eine Frage der Zeit, bis die ersten körperlichen und seelischen Symptome auftauchen, welche von der Schulmedizin in der Regel unter der Bezeichnung »Stressphänomene« zusammengefasst werden. Sie reichen von Schlafstörungen über Herzrasen, Bluthochdruck bis hin zu Muskelverspannungen, Potenzproblemen und Hörsturz mit Tinnitus.
Dabei war Stress für die Menschen einmal lebenswichtig: Ursprünglich stellt Stress eine notwendige Reaktion des Organismus dar, um in einer drohenden Gefahr ungewöhnliche Kräfte freisetzen zu können, Kampf- und Fluchtreaktion genannt.

Bewegung ist die beste Möglichkeit, Stress abzubauen und damit auch zu entspannen. Hauptsache es macht Spaß: Das kann ein Waldspaziergang sein, 1 Stunde Gartenarbeit, tänzerische Gymnastik nach Musik oder einige Runden Tischtennis oder Federball.

Stress macht auf Dauer krank

Unser Leben hat sich seither zwar sehr verändert, aber immer noch reagiert unser Körper bei starker Erregung mit einem Adrenalinstoß. Er kann zwischen wirklicher Gefahr und emotionaler Reaktion nicht unterscheiden. Während der Steinzeitmensch die angefallenen Stresshormone auf der Flucht oder bei der Jagd nach Nahrung verbrauchen konnte, verbleiben sie bei uns im Körper und machen uns mit der Zeit krank.

Ob in einer Schrecksituation beim Autofahren, nach einem Krach mit dem Chef oder beim Krimi vor dem Fernseher – äußerlich bleiben wir ruhig, innerlich aber sind wir aufgewühlt: Unser Puls rast, der Blutdruck steigt auf 180, die Muskeln sind angespannt. Richtig wäre es jetzt, sofort den Ort des Geschehens zu verlassen und eine halbe Stunde schnell zu gehen. Helfen würde auch, eine lange Treppe hinauf und wieder hinunter zu laufen oder 30 Kniebeugen zu machen.

Stressbewältigung

Ziel der Stressbewältigung im Alltag ist es, den vernachlässigten Gegenpol zur Anspannung zu aktivieren und damit das Gleichgewicht von Spannung und Entspannung wiederherzustellen.

Mit Entspannungsübungen können Sie gefährliche Stressreaktionen unterbrechen, Stress unter Kontrolle bringen und eine Steigerung Ihrer körperlich-seelischen Leistungsfähigkeit erreichen. Erfolgreiche Wirtschaftsunternehmen in den USA stellen ihren Mitarbeitern Räume für die Mittagsruhe zur Verfügung – nicht weil sie so menschenfreundlich sind, sondern weil sie aus wissenschaftlichen Studien gelernt haben, dass sich durch Entspannungsübungen die Leistungsfähigkeit der Mitarbeiter am Nachmittag deutlich verbessert.

> Stress mit Alkohol bekämpfen zu wollen, führt in eine Sackgasse! Die Wirkung des Alkohols bringt keine echte Entspannung, sondern führt nur zu einer Verschlechterung des Allgemeinzustandes und macht auf Dauer süchtig.

Auch im Sport hat man längst erkannt, dass Top-Leistungen nur aus einer Entspannungsphase heraus zu erzielen sind. Pausen zwischen den Wettkämpfen werden genutzt, um abzuschalten und aus der Entspannung heraus neue Höchstleistungen zu erzielen.

Lernen Sie, gelassen zu bleiben!

Beruflicher Stress lässt sich kaum vermeiden, wir können aber lernen, besser damit umzugehen. Im privaten Bereich gibt es schon eher Möglichkeiten, Stress zu vermeiden. Wer sich zum Beispiel aufregt, weil ein ungeduldiger Autofahrer hinter ihm blinkt, macht sich Stress. Wer sich immer wieder ärgert, wenn der Hund des Nachbarn bellt, macht sich Dauerstress – Marke hausgemacht! Solchen immer wiederkehrenden Situationen unseres Alltags mit mehr Gelassenheit zu begegnen, ist eine Chance, Stress zu reduzieren.

Gelassenheit bedeutet »etwas loslassen«. Wie bereits erwähnt, sprechen Wissenschaftler von einer **Indifferenzhaltung** und empfehlen, mit »formelhaften Leitsätzen« zu arbeiten. Wer zum Beispiel an Schlafstörungen leidet und, sich im Bett hin und her wälzend, immer nur an den Schlaf denkt, verlängert seine Schlaflosigkeit (vgl. Seite 34 f.). Die Formel für eine Indifferenzhaltung im lebhaften Straßenverkehr lautet: »Ich lasse mich von meinem Hintermann nicht drängeln« oder: »Sicherheit geht vor«.

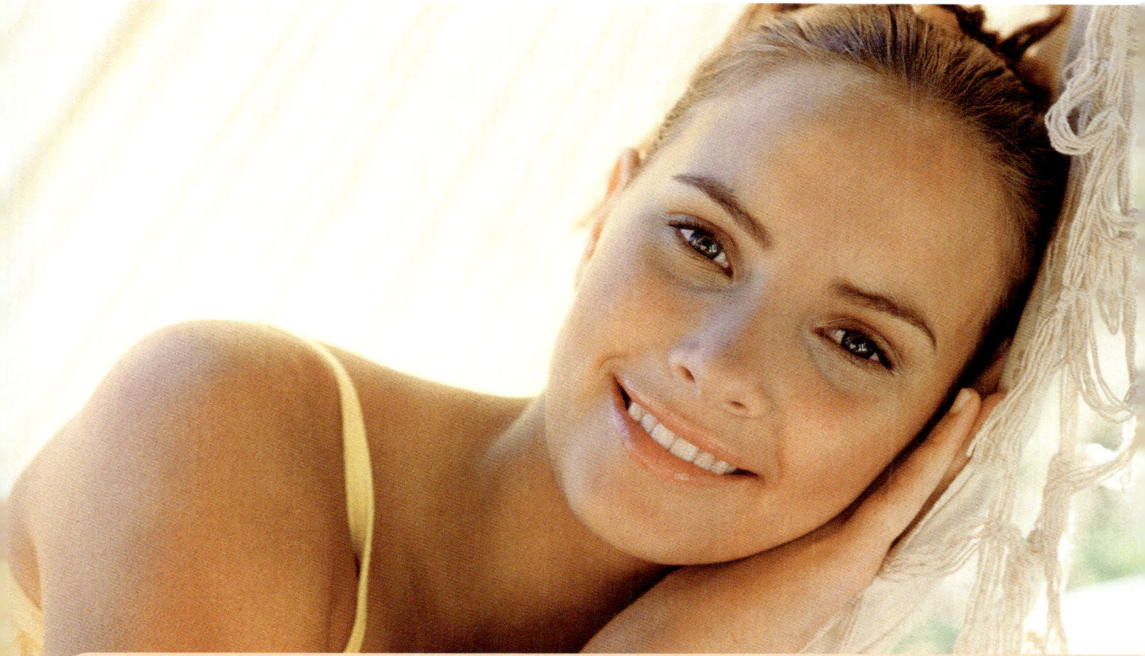

Gelassenheit im Alltag kann man lernen: Nehmen Sie sich, auch wenn's stressig wird, immer wieder kurze Auszeiten zur Entspannung!

Konzentrative Selbstentspannung

Entspannung können auch Sie lernen! Voraussetzung dafür ist lediglich Eigeninitiative. Es gibt eine Vielzahl von geeigneten Entspannungsmethoden, aus denen Sie die für Sie passende auswählen können. Gut illustrierte Bücher, CDs und Kassetten helfen Ihnen, die für Sie richtige zu finden. Auch ein großes Angebot an Grundkursen steht dem Interessierten zur Verfügung.

Autogenes Training

Am besten bewährt hat sich in der Praxis der täglichen Stressbewältigung das autogene Training, und zwar die vereinfachte Form, eingeführt vom ehemaligen Direktor der Universitätsklinik für Psychotherapie in Mainz, Prof. Dr. med. Dietrich Langen. Wer die Grundübungen des autogenen Trainings lernt und eine gewisse Zeit einübt, kann innerhalb von wenigen Minuten abschalten und zur Ruhe kommen. Das klingt fast unglaublich, ist aber physio-biologisch erklärbar: Die vier Übungen »Ruhe – Schwere – Wärme – Atem« beeinflussen Vorgänge im vegetativen Nervensystem, welche normalerweise unserem Willen entzogen sind:

- Sie wirken auf das Gefäßsystem und erzeugen in uns ein Wärmegefühl, dem ein messbarer Anstieg der Körpertemperatur folgt.
- Sie entspannen die Muskeln, was wir als Schweregefühl erleben. Die ebenfalls messbare Veränderung des Muskeltonus teilt sich auch den Nervenbahnen im Gehirn mit.

Als Folge dieser Vorgänge sinkt der Blutdruck, die Atmung verlangsamt sich, die Reize der Außenwelt werden weniger intensiv wahrgenommen. Der gesamte Entspannungsprozess führt uns in einen Zustand, der dem des Einschlafens ähnlich ist.

Die konzentrative Körperreise

Mit Hilfe von Ruhe- und Atemübungen gleiten wir in einen anderen Bewusstseinszustand, eine Art Versenkung, wir wandern in Gedanken über unseren gesamten Körper und konzentrieren uns nacheinander auf jeden einzelnen Körperteil – von den Zehen über Füße, Beine, Arme bis zu Schultern und Kopf. Auch diese Methode ist relativ leicht zu erlernen und Anfängern zu empfehlen.

Geführte Bilderreisen

Eine Stimme und Meditationsmusik führen uns auf eine Phantasiereise: Wir tauchen in Bilder ein, die wir selbst vor unserem geistigen Auge entstehen lassen, und vergessen dabei alles, was uns belastet hat. In den so geschaffenen »inneren Landschaften« mit Wiesen, Wald, Meer und Strand, Bach und Fluss können wir uns entspannen und Erholung finden. Für die geführte Bilderreise bedarf es keiner besonderen Vorkenntnisse. CDs zum Thema gibt es in großer Auswahl.

Geführte Bilderreisen sind ideal für zu Hause: Sie brauchen nur etwas Zeit, einen bequemen Platz zum Entspannen, ruhige Meditationsmusik und einen CD-Player.

Fernöstliche Entspannungsmethoden

Yoga, Tai-Chi und Qigong, um nur drei der bekanntesten fernöstlichen Entspannungsmethoden zu nennen, sind Übungen zur Körperkonzentration, verbunden mit Bewegungsübungen, die zu Entspannung und innerer Ruhe führen. Wer sich dafür interessiert, findet in Instituten und an der Volkshochschule Kursangebote für Anfänger und Fortgeschrittene.

Yoga

Eine der bei uns beliebtesten Methoden der Stressbewältigung, die auch zu einer gesünderen Lebensweise führen kann, ist Yoga. Die Übungen wirken auf körperlicher und geistig-seelischer Ebene. Sie machen Muskeln und Gelenke geschmeidig, kräftigen die inneren Organe, stärken den Kreislauf und bringen Sie seelisch wieder ins Lot. Ziel von Yoga-Übungen ist es auch, den Körper als physisches Instrument zu kontrollieren und schließlich auch zu transzendieren.

Im Yoga sind es die »Asanas« (Stellungen), die den Körper beweglich machen, und das »Pranayama« (Atmung), welches den Energiefluss verstärkt. Zum richtigen Yoga gehört ebenso die Yoga-Ernährung mit natürlichen Produkten und wenig Fleisch, was in etwa unserer Vollwerternährung (siehe Seite 94) entspricht.

Es gibt heute ein reiches Angebot an Yoga-Kursen – vor allem für Anfänger. Und viele gut illustrierte Bücher und CDs, nach denen Sie üben können (siehe Literaturtipps Seite 125).

Richtig atmen lernen

Bei allen Entspannungsmethoden ist eine gute Atemtechnik ein wichtiger Faktor. Gelernt wird nach dem Prinzip: Atmen durch Übung bewusst machen, richtiges Atmen einüben, um es dann wieder ins Unbewusste versinken zu lassen. Durch die neue Atemtechnik (mit Zwerchfellatmung) erhöht sich das Atemvolumen, wodurch der Sauerstoffanteil im Blut steigt und die Herzarbeit verbessert wird. Gleichzeitig bekommt die Seele einen »langen Atem«, die Lebensenergie kann wieder frei fließen. (Buchtipps zu den Themen finden Sie auf Seite 125.)

Meditation

Meditation als »der Weg zum Selbst« stellt an den Anfänger sehr hohe Anforderungen. Ihm fehlt als Grundlage dazu meist die Lebensphilosophie, vielleicht auch der religiöse Hintergrund. Ziel von Meditation ist das Erreichen eines Bewusstseinszustandes, in dem der Meditierende frei von Gedanken werden soll. Wie schwierig das ist, können Sie selbst ermessen, wenn Sie versuchen, ein Vaterunser zu beten, ohne ein einziges Mal gedanklich vom Inhalt dieses Gebetes abzuschweifen. Diese Vorbehalte sollten Sie aber nicht daran hindern, in einer Anfängergruppe das Meditieren zu erlernen.

Nehmen Sie sich Zeit!

Einen Ausgleich nach anstrengenden Arbeitsstunden finden Sie ganz einfach auch, indem Sie sich Zeit nehmen: Zeit zum Nichtstun, zum Spielen, zum Träumen, Zeit für Ihre ganz persönlichen Bedürfnisse.
Niklaus Brantschen, Jesuit und Zen-Lehrer, schreibt in seinem Buch »Erfüllter Augenblick« darüber:
»Wir sind vom Fluch des Jahrhunderts, von der Eile getroffen: Der Wecker rasselt, das Frühstück kann warten, der Bus wartet nicht. Die Termine häufen sich, der Kalender ist voll – und wir sind stolz darauf. Innehalten, Zeit haben und Zeit finden? Jetzt nicht, später, später, wenn diese Arbeit abgeschlossen ist, später, wenn die Kinder groß sind, später, wenn ich pensioniert bin, später … Zeit scheint das Privileg der Alten zu sein und der Kinder: der Kinder, die noch keine Uhr haben, der Alten, die keine mehr brauchen.

Wir haben keine Zeit – und so vergessen wir die einzige Zeit, die uns gehört, die Gegenwart. Wir leben nicht im Hier und Jetzt, sondern im Dort und Dann. Wir leben sozusagen provisorisch. Nie halten wir uns an die Gegenwart. Wir nehmen die Zukunft vorweg, als käme sie zu langsam, oder wir erinnern uns der Vergangenheit, um sie aufzuhalten, da sie zu rasch entschwindet.« (siehe Seite 125)

Fünf Tipps zur Stressbewältigung

- Indifferenzhaltung einüben.
  Regen Sie sich nicht wegen Kleinigkeiten auf, die sich nicht ändern lassen. Lassen Sie lieber kurz Dampf ab, atmen Sie durch, lassen Sie dann los und schalten Sie ab!
- Stressreaktionen abmildern.
  Verlassen Sie nach belastenden Stresserlebnissen den Ort des Geschehens und laufen Sie 10 Minuten oder gehen Sie eine halbe Stunde zügig. Das ist die beste Möglichkeit, Adrenalin abzubauen.
- Stressabbau durch dosierte Bewegung.
  Wenn Sie nach einem anstrengenden und stressreichen Arbeitstag Ihre Sportschuhe schnüren, können Sie laufend, gehend oder Rad fahrend Stressfolgen abbauen und sich dabei entspannen. Auch Schwimmen, Rudern oder Tennis helfen beim Entspannen und trainieren gleichzeitig Herz und Kreislauf.
- Licht und Luft tanken.
  Gut ins Lot kommt wieder, wer nach Büroluft und Berufsstress noch eine Stunde im Garten arbeitet oder spazieren geht und sich dabei Licht, Luft und auch Kältereizen aussetzt. Wetterfeste Kleidung und Schuhe machen Regenspaziergänge zum Vergnügen.
- Ein Gläschen zur Entspannung.
  Ein Gläschen Bier oder Wein zum Essen darf sein. Stress mit immer mehr Alkohol bekämpfen zu wollen führt jedoch in eine Sackgasse. Die anfangs entspannende Wirkung hält nicht lange an, bringt keine echte Erholung, dafür aber ein Alkoholproblem.

10 Fragen rund ums Fasten

1. Ist Fasten zur Gewichtsreduktion geeignet?

Wer fastet (oder eine Diät macht) und danach wieder in die alten Essgewohnheiten zurückfällt, landet bald wieder beim Ausgangsgewicht (Jo-Jo-Effekt). Zum »Fasten für Gesunde« gehören deshalb gewissenhaft eingehaltene Aufbautage und klare Ziele für eine Änderung falscher Lebens- und Ernährungsgewohnheiten .

2. Wie lange darf ich selbständig fasten?

Fastenneulinge sollten sich auf das 7-Tage-Fasten beschränken und die Aufbautage nach Plan einhalten. Erfahrene Faster können, wenn sie sich gut fühlen und ihre Fettreserven reichen, auch 2 bis 3 Wochen fasten. Für ein Langzeitfasten ist eine Fastenklinik zu empfehlen, wo die Fastenden von erfahrenen Fastenärzten und Therapeuten betreut werden.

3. Muss ich während des Fastens Nahrungsergänzungsmittel zuführen?

Die Einnahme von Vitamin- und Mineralstoff-Tabletten ist beim 7-Tage-Fasten nicht nötig, da die Speicherkapazität für diese Zeit ausreicht. Zusätzlich liefern Fastensuppe und Säfte essentielle Nährstoffe. Sollten Sie allerdings mit einem Mineralstoffdefizit ins Fasten gegangen sein, empfiehlt es sich, täglich 1 Esslöffel Basenpulver einzunehmen.

4. Darf ich während des Fastens Medikamente einnehmen?

Wer nicht gesund ist und vom Arzt Medikamente verschrieben bekommen hat, darf nicht selbständig fasten. Im Zweifelsfall bitte Rücksprache halten mit einem fastenerfahrenen Arzt. Homöopathische Arzneien und andere Naturheilmittel in fachgerechter Dosierung sind im Fasten erlaubt.

5. Was tun gegen Hunger während des Fastens?

Hungergefühle treten nach dem Umstellungstag relativ selten auf. Und wenn, dann handelt es sich eher um Entzugserscheinungen oder Essgelüste! Hunger ist ein Zustand, den die wenigsten von uns wirklich kennen: Er setzt sich im Kopf fest und wird als bohrend und qualvoll empfunden. Hungergefühle und

Gelüste können Sie rasch vertreiben, wenn Sie viel Wasser trinken, den Einlauf machen und sich öfters in der frischen Luft bewegen.

6. Darf ich als Fitness-Sportler während des Fastens weiter trainieren?

Ja – Sie sollen sich sogar viel bewegen! Wichtig ist nur, dass Sie richtig dosieren: Nicht an die Leistungsgrenze herangehen und keine Sprints und Wettkämpfe. Ausdauersport wird gut vertragen, soweit es Ihre Kondition erlaubt.

7. Wird beim Fasten Muskel- und Organgewebe abgebaut?

Abgebaut und in Energie umgewandelt wird im Fasten nur Überflüssiges und Krankhaftes (Fett, Stoffwechselrückstände, Eiweiß), nie Lebenswichtiges. Dies haben Langzeitstudien, wie die an der Kurpark-Fastenklinik in Überlingen, eindeutig bewiesen. Muskeln nehmen nur dann ab, wenn Sie sich zu wenig bewegen. Aber das ist im normalen Alltag nicht anders.

8. Sind während des Fastens Vollbäder und Sauna erlaubt?

In den ersten drei Tagen ist davon abzuraten: Es kann zu starkem Blutdruckabfall, und damit zu Kreislaufstörungen und Kopfschmerzen kommen. Nach den Tagen der Umstellung: 10-Minuten-Entspannungsbäder (nicht über 30 Grad) und kurze Saunagänge für Geübte.

9. Wie kann ich das Fasten mit dem Familienleben vereinbaren?

Als Erstes: Informieren Sie Ihre Angehörigen darüber, was im Fasten anders ist und bitten Sie um Verständnis und Rücksichtnahme. Wenn Sie für die Familie kochen müssen, überlassen Sie jemand anderem das Abschmecken. Melden Sie sich von den gemeinsamen Mahlzeiten ab und ziehen Sie sich zu Leberwickel und Mittagsruhe zurück.

10. Beeinflusst das Fasten die Regelblutung?

Ja, denn Fasten hat Einfluss auf Ihren Hormonspiegel. Das kann zur Folge haben, dass sich Ihre Regel durch das Fasten verschiebt oder ganz ausbleibt. Deshalb muss die Fastenwoche aber nicht außerhalb der Monatsregel eingeplant werden. Falls Sie die Pille nehmen, sollten Sie die Einnahme während des Fastens fortsetzen. Aber Vorsicht: In dieser Zeit ist die Verhütung nicht sicher!

Eine Gesundheitsbewegung, die immer neue Anhänger findet

Es war im Frühsommer 1975, als ich als leitender Redakteur eines Münchner Verlages Dr. Hellmut Lützner den Vorschlag machte, ein Fastenbuch zu schreiben, nach dessen Anleitung jeder Gesunde selbstständig fasten kann. Fast zur gleichen Zeit wurde das Bayrische Fernsehen bei Dr. Lützner vorstellig. Es plante eine Sendereihe mit dem Titel »Die Fastenwoche für Gesunde« und bat ihn, die Rolle des leitenden Fastenarztes zu übernehmen. Diese Angebote trafen den damaligen ärztlichen Leiter der Kurpark-Fastenklinik in Überlingen völlig unvorbereitet und stellten ihn vor schier unlösbare Probleme. Das erste war der knappe Zeitrahmen: Die erste Sendung sollte Anfang März 1976 ausgestrahlt werden, der geplante Fasten-Ratgeber musste als Begleitbuch bereits vor diesem Termin auf dem Markt sein.

Das noch größere Problem aber lag in der Sache selbst. Wohl gab es bereits damals jahrzehntelange Erfahrungen beim klinischen Heilfasten unter ärztlicher Aufsicht, aber keine über selbständiges Fasten nach einem Buch. Zwar hatte Dr. Lützner erlebt, dass Mitarbeiter(innen) der Klinik im Urlaub und während der Arbeit auf eigene Faust erfolgreich fasteten. Wie aber würde es medizinischen Laien beim Fasten ergehen? Welche Probleme konnten auftreten, wenn ihnen dabei gravierende Fehler unterliefen? Gab es nicht schon genug Ärzte-Kolleg(inn)en, die das selbständige Fasten für Gesunde als gesundheitsgefährend ansahen? Und hatte nicht auch Dr. Buchinger, der Pionier des klinischen Heilfastens davor gewarnt? (Zitat: »Ambulantes Heilfasten ist mit einem zu großen Risiko verbunden und bleibt ein Experiment, dessen Misslingen nur geeignet ist, die »via regia«, die königliche Kur, in Misskredit zu bringen«.)

Dr. Lützner stand vor einer schwierigen Entscheidung. Als erfahrener Naturmediziner und Fastenarzt wusste er, dass jeder Mensch die Fähigkeit besitzt, eine bestimmte Zeit ohne feste Nahrung auszukommen. Und er begrüßte die Chance, die segensreiche Wirkung des Fastens nun auch Menschen zugänglich zu machen, die sich keinen teuren Kuraufenthalt in einer Fastenklinik leisten konnten. Gleichzeitig aber sah er die Risiken des Unternehmens und wusste, was er zu erwarten hatte, sollte das Experiment misslingen. Eines

Morgens rief Dr. Lützner im Verlag an und teilte mir mit, dass er sich entschlossen habe, das Fastenbuch zu schreiben und bei der Fernsehserie mitzumachen. Gemeinsam entwickelten wir das Konzept für ein »Selbständiges Fasten für Gesunde«: mit Fastenregeln, Tagesplänen und Anleitungen für die Aufbautage. Der Fasten-Ratgeber wurde schließlich rechtzeitig fertig (in Nachtschichten des Autors und mit Hilfe der engagierten Mitarbeiter des Verlages). Auch die TV-Serie konnte programmgemäß starten.
Das Unternehmen »Fasten für Gesunde« gelang. Das Fastenbuch wurde ein Riesenerfolg, ein »Long- und Bestseller«, der in 14 europäische Sprachen übersetzt und in Blindenschrift übertragen wurde. Die Fernsehserie gab die Initialzündung für eine Fastenbewegung, die bis heute anhält und immer wieder neue Anhänger findet.
Es folgte die Gründung der dfa (Deutsche Fastenakademie), in der Fastenleiter(innen) ausgebildet werden. Sie sind befähigt, Menschen in Gruppen durchs Fasten zu führen und dabei in Gesundheitsfragen weiterzubilden. Dr. Hellmut Lützner und seine Frau Christa Lützner übernahmen die Aufgabe, im Rahmen der jährlichen Ärztetage für Naturheilverfahren in Freudenstadt (Schwarzwald), Fastenärzte/innen auszubilden und in die Praxis des Fastens für Gesunde einzuweihen.
Heute, nach über 30 Jahren, ist es selbstverständlich, dass man als Gesunder nach einem Buch selbständig fasten kann. Auch einstige Kritiker unter den Mediziner-Kollegen/innen empfehlen diese Form des Fastens – allerdings meist ohne den zu nennen, der sie begründet und auf den Weg gebracht hat.
Als Lützner-Schüler der ersten Stunde und Zeitzeuge, der die Entstehung des »Fastens für Gesunde« miterlebt hat, möchte ich hier das Lebenswerk von Dr. med. Hellmut Lützner würdigen und ins rechte Licht setzen.
Es ist dem Mut dieses Arztes, seiner Weitsicht und seinem Urvertrauen in die natürlichen Fähigkeiten des Menschen zu verdanken, dass heute jeder gesundheitsbewusste Bürger diese ganzheitlich wirkende Fastenmethode für sich nutzen kann. Und das zum Nulltarif und ohne Angst vor schädigenden Nebenwirkungen.

Hans Scherz

Zum Nachschlagen

Hier finden Sie Adressen, die Ihnen Fastenärzte, eine Fastenklinik oder Fastenleiter und eine Unterkunft für Fastenferien vermitteln.

Klinisches Heilfasten

Für alle, die nicht selbständig fasten dürfen, weil sie nicht gesund sind oder Medikamente einnehmen müssen, gibt es eine Alternative: das klinische Heilfasten nach Dr. med. Buchinger.
Heilfasten ist ein altes klassisches Naturheilverfahren, das in Fastenkliniken durchgeführt wird. Der Kuraufenthalt kann drei bis sechs Wochen dauern, vor allem Patienten mit Adipositas (Fettsucht) und Stoffwechselerkrankungen wie Diabetes und Bluthochdruck müssen mit einer längeren Behandlungsdauer rechnen.
Besondere Erfolge wurden bei ernährungsabhängigen Stoffwechselerkrankungen (die oft gebündelt auftreten) erzielt, bei chronischen Erkrankungen und bei Erkrankungen des Bewegungsapparates. Heilfasten ist aber auch zu empfehlen zum Abbau von Risikofaktoren, die zu Herzinfarkt und Schlaganfall führen können.

Was bewirkt klinisches Heilfasten?

Damit der Heilerfolg anhaltend ist, wird der Patient während seines Kuraufenthaltes über seine gesundheitsgefährdenden Probleme aufgeklärt und diätetisch geschult. So lernt er, krank machende Lebensgewohnheiten abzubauen und vollwertige Ernährung im Alltag als »Heilkost« einzusetzen.
Aus der Kurpark-Fastenklinik Überlingen (ehemaliger Leiter Dr. med. Hellmut Lützner) liegt eine Langzeitstudie vor, die unter anderem belegt, dass durch Heilfasten auch als unheilbar diagnostizierte Erkrankungen geheilt oder zum Stillstand gebracht werden können. Dazu gehören: chronischer

Kopfschmerz (Migräne), Polyarthritis, Bechterew und Morbus Cron im Frühstadium, Rheumaerkrankungen und Gicht.
Ein Pionier des klinischen Heilfastens, Dr. Otto Buchinger, war während des Ersten Weltkrieges an schwerem Gelenkrheuma erkrankt, das er durch mehrmaliges längeres Fasten ausheilen konnte. In den Buchinger-Fastenkliniken, die heute von seinen Nachfolgern geleitet werden, gehört Heilfasten als Therapie bei vielen Krankheiten zum Angebot, aber auch präventives Heilfasten mit »Schulung zur Lebensstiländerung«.

Wer darf nicht klinisch fasten?

Auf Seite 15 haben Sie erfahren, wer nicht selbständig fasten darf. Beim klinischen Heilfasten gibt es folgende Gegenanzeigen:

- Schwere Depressionen
- Psychosen (Wahnvorstellungen, Schizophrenie)
- Schwangerschaft und Stillzeit
- Patienten mit auszehrenden Krankheiten (Krebs, Tuberkulose)
- Menschen mit Magersucht
- Rekonvaleszenten nach schweren Erkrankungen und Operationen

Kosten eines Kuraufenthaltes

Die Kosten einer Fastenkur trägt der Patient zunächst selbst. Sie sind zwar wesentlich geringer als die eines Krankenhausaufenthaltes, dennoch übernehmen nur wenige Länderkassen einen Teil der Kosten. Am ehesten dann, wenn eine Krankheit vorliegt, die erwiesenermaßen durch ein Heilfasten erfolgreich behandelt werden kann (zum Beispiel Stoffwechselerkrankungen).

Auf den folgenden Seiten finden Sie Adressen zum Thema Fasten.

Kontaktadressen

dfa Deutsche Fastenakademie e. V.

Dr. Jens Schiffmann (1. Vorsitzender)
Veldenzerstraße 49a
54486 Mülheim
Tel.: 06534/93940
E-Mail: vorsitz@fastenakademie.de
www.d-f-a.de

Dr. med. Hellmut Lützner
Medizinische Beratung
Mühlenweg 22
88633 Steigen/Heiligenberg
Tel. und Fax: 07554/9269
E-Mail: Hellmut.Luetzner@t-online.de

Dr. med. Günther Gunzelmann
Medizinische Beratung
Oberhorgen 4
88353 Kissleg
Tel.: 07524/990105 (Klinik)
E-Mail: drggunzelmann@aol.com

Info- und Anmeldungsstelle:
Müllersgasse 5
71364 Winnenden
Tel.: 07195/179560
E-Mail: gronau.hermine@t-online.de
Vermitteln Adressen für Ferien-Fastenwochen und organisieren die Ausbildung zum/zur dipl. Fastenleiter(in).

GGF Österreichische Gesellschaft für Gesundheitsförderung

Karl-Löwe-Gasse 24
A-1120 Wien
Tel. und Fax: 0043/1/9676650
E-Mail: office@gesundheitsfoerdung.at
www.gesundheitsfoerderung.at
Vermittelt Adressen für Ferien-Fastenwochen in Österreich. Ausbildungskurse zum/zur Fasten- und Gesundheitstrainer(in).

Zentralverband der Ärzte für Naturheilverfahren e. V.

Promenadenplatz 1
72250 Freudenstadt
Tel.: 07441/91858-0
E-Mail: ZAEN-Freudenstadt@t-online.de
www.zaen.de
Organisiert Kurse und Selbsterfahrungsseminare für Ärzte, die Fastende beraten wollen; vermittelt Adressen von Fastenärzten.

Ärztegesellschaft Heilfasten und Ernährung e. V.

Wilhelm-Beck-Straße 27
88662 Überlingen
Tel.: 07551/807-825
E-Mail: info@aerztegesellschaft-heilfasten.de
www.aerztegesellschaftheilfasten.de
Vermittelt Fastenkliniken, die Heilfasten mit fachärztlicher Betreuung duchführen.

Klinik Buchinger am Bodensee

Dr. med. Christian Kuhn
Wilhelm-Beck-Straße 27
88662 Überlingen
Tel.: 07551/807-0
E-Mail: klinik@buchinger-com
www.buchinger.com
Bietet Heilfasten-Therapien an.

Häuser in Deutschland, die Heilfasten anbieten:

Falkenstein-Klinik
Ostrauer Ring 35
01814 Bad Schantau-Ostrau
Tel.: 035022/45-0
E-Mail: info@falkenstein-klinik.de
www.falkenstein-klinik.de

Sanitas Dr.-Köhler-Parkkliniken
Fachklinik für Naturheilverfahren
Prof.-Paul-Köhler-Str. 3
08645 Bad Elster
Tel.: 037437/750
E-Mail: köhlerpark@sanitas-kliniken.de
www.sanitas-kliniken.de

Klinik für Physiotherapie
Berlin-Buch
Wiltbergstraße 50
13122 Berlin
Tel.: 030/9401-0
E-Mail: jrohde@klinikumbuch.de
www.klinikumbuch.de

Immanuel-Krankenhaus
Prof. Bühring /Dr. Stange
Königstraße 63
14109 Berlin
Tel.: 030/80505-0
E-Mail: info@immanuel.de
www.immanuel.de

Krankenhaus Ochsenzoll
Dr. Helmut Brinkmann
Langenhorner Chaussee 560
22419 Hamburg
Tel.: 040/5271-1940
www.klinikum-nord.lbk-hh.de

Klinik Dr. Otto Buchinger
Dr. Andreas Buchinger
Forstweg 39
31812 Bad Pyrmont
Tel.: 05281/1660
E-Mail: info@buchinger.de
www.buchinger.de

Habichtswald-Klinik
Dr. Schmiedel
Wigandstraße 1
34131 Kassel-Wilhelmshöhe
Tel.: 0561/3108-0
E-Mail: info@habichtswaldklinik.de
www.habichtswaldklinik.de

Klinik am Warteberg
Dr. Rippel
Werner-Eisenberg-Weg 3
37213 Witzenhausen
Tel.: 05542/506-0
E-Mail: klinik.am.warteberg@t-online.de
www.klinik-am-warteberg.de

Kurhaus Dhonau
Dr. Axel Bolland
Felkestraße 136
55566 Bad Sobernheim
Tel.: 06751/9339-0
E-Mail: info@bollants.de
www.bollants.de

Felke-Kurhaus Menschel
Dr. Matthias Menschel
55566 Sobernheim / Meddersheim
Tel.: 06751/850
www.menschel.de

GesundheitsCentrum Möhnesee
Schnappweg 2
59519 Möhnesee-Körbecke
Tel.: 02924/800-0
E-Mail: info@klinik-moehnesee.de
www.dbkg.de

Waerland Sanatorium
Haus Friedborn GmbH
Lehnhof 4
79736 Rickenbach
Tel.: 07765/9205-0

Krankenhaus für Naturheilweisen
Seybothstraße 65
81545 München-Harlaching
Tel.: 089/62505-0
E-Mail: info@kfn-muc.de
www.krankenhaus-naturheilweisen.de

Sanatorium Dr. Trommsdorff
Hermann-Barth-Weg 6
82481 Mittenwald
Tel.: 08823/9212-0

Sporthotel Achental
Dr. Ursula Herzog
Mietenkamerstraße 65
83224 Grassau
Tel.: 08641/4010
E-Mail: info@sporthotel-achental.com
www.sporthotel-achental.de

Privatklinik Tannerhof
Tannerhofstraße 32
83735 Bayrischzell
Tel.: 08023/810
E-Mail: info@tannerhof.de
www.tannerhof.de

Krankenhaus für Ganzheitsmedizin
Abt. Naturheilkunde
Plinganserstraße 10
84359 Simbach/Inn
Tel.: 08571/980-0
www.kreiskrankenhäuser-rottal-inn.de

Waldhausklinik Deuringen
86391 Stadtbergen
Sandbergstraße 47–49
Tel.: 0821/4305-0
E-Mail: waldhausklinik@t-online.de
www.waldhausklinik.de

Klinik Buchinger am Bodensee
Dr. Christian H. Kuhn
88662 Überlingen
Tel.: 07551/807-0
E-Mail: klinik@buchinger.com
www.buchinger.com

Kurpark-Klinik
Dr. G. Hölz
Gällerstraße 10
88662 Überlingen
Tel.: 07551/806-0
www.kurpark-klinik.de

Malteser-Klinik Dr. von Weckbecker
Dr. E. u. N. Lischka
Rupprechtstraße 20
97769 Bad Brückenau
Tel.: 09741/830
E-Mail: weckbecker.brueckenau@malteser.de
www.weckbecker.com

Häuser in Österreich, die Heilfasten anbieten:

Seminar- und Fastenzentrum
Kloster Pernegg
A-3753 Pernegg
Tel.: 0043/2913/6140
E-Mail: kloster.pernegg@nextra.at
Internet: www.klosterpernegg.at
Fasten mit geistlicher Begleitung.
Fasten und Wandern im Naturpark Thayatal.

Sporthotel Tyrol
Waldschützweg 3
A-6365 Kirchberg
Tel.: 0043/5357/2787
E-Mail: urlaub@sporthotel-tirol.com

Möhsl's Bio Gasthof
A-3663 Laimbach 7
Tel.: 0043/2758/5005
E-Mail: Office@healthbalance.at
www.healthbalance.at

Gesundheitspension Klosterberg
A-3921 Langschlag 170
Tel.: 0043/2814/8276
E-Mail: info@klosterberg.at
www.klosterberg.at

Kräuterdorf Irschen
Hotel Mandler's Landhaus
Stresweg 8
A-9773 Irschen
Tel.: 0043/4710/2471
E-Mail: hotel@landhaus-mandler.at
www.landhaus-mandler.at

Panoramahotel Wagner
Hochstr. 267
A-2680 Semmering
Tel.: 0043/2664/2512-0
E-Mail: biowelt@panoramahotel-wagner.at
www.panoramahotel-wagner.at

Wolf's Landhotel
Auf der Wiese 53
A-2640 Prigglitz
Tel.: 0043/2662/43524
E-Mail info@heubad.at
www.heubad.at

Gesundheitszentrum Rickatschwende
Bödelestraße
A-6850 Dornbirn
Tel.: 0043/5572/25350
E-Mail: office@rickatschwende.com
www.rickatschwende.com

Vital-Zentrum Felbermayer
A-6793 Gaschurn/Montafon
Tel.: 0043/5558/8617-0
E-Mail: info@vital-zentrum.at
www.felbermayer.at

Österreichische Fastenärzte vermittelt:

Dr. med. Gertrud Hasslacher-Zehentner
Auerspergstraße 2
A-5020 Salzburg
Tel.: 0043/662/883544-0
E-Mail: gertrud-hasslacher@aon.at

Italien

Kurhaus Dr. Markus v. Guggenberg
Unterdrittelgasse 17
I-39047 Brixen/Südtirol
Tel.: 0039/472/820222
E-Mail: info@von-guggenberg.it
www.von-guggenberg.it

Schweiz

»kneipp hof« Kurhotel
Kurhausstraße 34
CH-8374 Dussnang
Tel.: 0041/71/9736363
E-Mail: info@kneipphof.ch
www.kneipphof.ch

Literatur

zum Thema Fasten:

Bachmann, Dr. Robert M./Kienle, Dr. Franz:
Fasten und Heilen nach F. X. Mayr
Knaur Ratgeber Verlag 2006

Bittner, Waltraud/Scherz, Hans:
Fasten für Österreicher
GGF Gesellschaft für Gesundheitsförderung 2004

Brantschen, Niklaus:
Fasten neu erleben. Warum, wie, wozu?
Herder Verlag 2006

Buchinger, Otto:
Das Heilfasten
Hippokrates Verlag 2003

Dahlke, Rüdiger:
Bewusst fasten
Urania Verlag 2001

Dalai Lama:
Der Weg zum Glück. Sinn im Leben finden
Herder Verlag 2002

Grün, Anselm:
Fasten
Vier-Türme-Verlag 2001

Kuhn, Christian:
Heilfasten. Die heilsame Erfahrung für Körper und Seele
Herder Verlag 2003

Lischka, Eva und Norbert:
Gesundheit und neue Energie durch Fasten
Falken-Verlag 1996

Lützner, Hellmut/Million, Helmut:
Richtig essen nach dem Fasten
Gräfe und Unzer Verlag 2005

Lützner, Hellmut:
Wie neugeboren durch Fasten
Gräfe und Unzer Verlag 2004

Rauch, Erich:
Die Darmreinigung nach F. X. Mayr
Karl F. Haug Verlag 2001

Wilhelmi de Toledo, Françoise:
Buchinger-Heilfasten: Ein Erlebnis für Körper und Geist
Trias Verlag 1999

zum Thema Ernährung:

Exel, Wolfgang/Rohrer, Karin:
Wasser heilt
Kneipp-Verlag 2002

Hendel, Barbara:
Wasser & Salz
ina Verlag 2004

Koerber, Karl/Männle. Thomas/Leitzmann, Claus:
Vollwerternährung.
Haug 2004

Million, Helmut/Leitzmann, Claus:
Vollwertküche für Genießer
Verlag Bassermann 2003

Temelie, Barbara:
Ernährung nach den 5 Elementen
Joy Verlag 1999

Teubner, Odette:
Das große Buch von Gemüse
Teubner Edition 2002

zum Thema Bewegung und Kneippen:

Krammer, Hans:
Mit Kneipp vorbeugen, lindern, heilen
Kneipp-Verlag 2005

Lanz, Eduard:
Das D-K-B-System, Dehnen-Kräftigung-Bewegung
Eigenverlag 2006

Dahlke, Rüdiger/Preiml, Baldur/Mühlbauer, Franz:
Die Säulen der Gesundheit
Hugendubel Verlag 2000

Scheumann, Hans:
Wandern, Walken, Joggen
Meyer & Meyer Verlag 2003

zum Thema Entspannung:

Brantschen, Niklaus:
Erfüllter Augenblick. Wege zur Mitte des Herzens
Herder Verlag 1999

Dahlke, Rüdiger:
Reise nach innen (mit 2 Audio-Kassetten)
Irisiana/Hugendubel Verlag 2006

Dürckheim, Karlfried Graf von:
Mein Weg zur Mitte
Herder Verlag 1998

Feuerabendt, Sigmund:
Natürliche Entspannung durch SAT
Knaur Ratgeber Verlag 2005

Grün, Anselm:
Die Quellen der Spiritualität
Kreuz Verlag 2005

Hennig, Marita:
Progressive Muskelentspannung
Knaur Ratgeber Verlag 2006

Langen, Dietrich/Mann, Karl:
Autogenes Training
Gräfe und Unzer Verlag 2006

Ostermeier-Sitkowski, Uschi:
Das große Yoga-Basisbuch
Knaur Ratgeber Verlag 2006

Sitte-Nadler, Ingrid:
Entspannen mit Qi Gong
Knaur Ratgeber Verlag 2006

Register

Besuchen Sie uns auch im Internet unter www.knaur-ratgeber.de

Wichtiger Hinweis

Die im Buch veröffentlichten Ratschläge wurden von Verfasser und Verlag sorgfältig erarbeitet und geprüft. Eine Garantie kann dennoch nicht übernommen werden. Ebenso ist die Haftung des Verfassers bzw. des Verlages und seiner Beauftragten für Personen-, Sach- und Vermögensschäden ausgeschlossen.

Der Autor

Hans Scherz ist diplomierter Fastenleiter dfa (Deutsche Fastenakademie), Ernährungsberater und Gesundheitstrainer. Als Dr.-Lützner-Schüler der ersten Stunde war er an der Entwicklung des »Selbständigen Fasten für Gesunde« vor 30 Jahren maßgeblich beteiligt. Aus langer Erfahrung kennt Hans Scherz die Anliegen und Wünsche der Erstfaster, für die er hier die klassische Fastenwoche in Form eines 7-Tage-Fastenplaners dargestellt hat. Der gebürtige Österreicher lebt und wirkt heute in Weiz in der Oststeiermark.

Bildnachweis

Umschlagfoto: Corbis/Royalty Free
Fotos: Brigitte Sporrer S. 2, 3, 6, 7, 16, 44, 45, 85, 88, 89; Corbis/Paul Steel S. 20/Lou Chardonnay S. 74, 109/Zefa/Benelux S. 90; Imagesource S. 43; Jump/Kristiane Vey S. 27/M. Sandkühler S. 105; Mauritius Images/Marc Gilsdorf S. 61; Photodisc S. 33; Pixtal S. 80; Stockfood/Brigitte Sporrer S. 8/ Klaus Arras S. 46/Michael Brauner S. 54/Brigitte Krauth S. 95/Martina Urban S. 100
Illustrationen: FinePic

Bibliografische Information: Deutsche Nationalbibliothek

Die Deutsche Nationalbibliothek verzeichnet diese Publikation in der Deutschen Nationalbibliografie; detaillierte bibliografische Daten sind im Internet über http://dnb.ddb.de abrufbar.

Projektleitung: Kathrin Gritschneder
Redaktion: Annette Barth
Bildredaktion: Sylvie Busche (Ltg.), Markus Röleke
Umschlag: ZERO, München

Satz und Herstellung: Dagmar Guhl
Reproduktion: Repro Ludwig, A-Zell am See
Druck und Bindung: Firmengruppe APPL, aprinta druck, Wemding

Printed in Germany

ISBN 978-3-426-64365-5

5 4 3 2 1